W0379659

Dr. med. Joachim Mutter

Amalgam – Risiko für die Menschheit

Quecksilbervergiftungen richtig ausleiten
Neue Fakten und Hilfe, auch nach der Amalgamentfernung!

3. überarbeitete und erweiterte Auflage

Meiner Frau Jeannette und meinen Töchtern Larissa und Mirjam in Liebe sowie Maria und Josef in Dankbarkeit gewidmet.

Danksagung

Bedanken möchte ich mich bei Dr. D. Klinghardt, Seattle (USA) für seine bahnbrechende Therapiemethode, die auch bei mir zu entscheidenden Erfolgen führte, und für das Verfassen der Einleitung; Herrn Richhard Mayer-Sonnenburg in Augsburg für den Hinweis auf Dr. Klinghardt, Frau Dr. med. Charlotte Kerstan, Murg, die mich schon mit 18 Jahren aufgrund meiner Krankheitsgeschichte auf das Thema Amalgam aufmerksam machte, Herrn Dr. Bruker, Lahnstein, für die hervorragende Vermittlung der Ernährungsheilkunde, Herrn Peter Jesch, Leimen, für die freundliche Unterstützung sowie Herrn Dr. Jürgen Redmann, Mölln, Frau Dr. Dohmen und Dr. N. Walther, Bad Säckingen, für die praktischen Hinweise, Frau Simone Graff für die gute Zusammenarbeit und natürlich meiner Frau Jeannette, die mir unheimlich viel Arbeit abgenommen hat und ohne deren Hilfe dieses Buch nicht zustande gekommen wäre.
Weiterhin möchte ich mich bei Sabine Schliebusch, Waldkirch, für ihre unersetzliche Pionierarbeit und bei Bernhard Huber, Stuttgart, für die Korrekturen bedanken. Dank auch an die vielen Therapeuten, die Verbesserungsvorschläge brachten und einige neue Fallbeispiele beigesteuert haben. Mein besonderer Dank gilt allen Betroffenen, deren häufig haarsträubende Leidensgeschichten aber auch deren überwältigend positives Feedback auf mein Buch zeigen, dass nach wie vor dringend Bedarf nach guten Ausleitungsmethoden und öffentlicher Aufklärungsarbeit besteht. Es bleibt zu hoffen, dass die dritte Ausgabe meines Buches dazu beiträgt, das längst überfällige Amalgamverbot und die offizielle Anerkennung von Amalgamerkrankungen Wirklichkeit werden zu lassen.

Dr. med. Joachim Mutter, im Frühjahr 2002

Dr. med. Joachim Mutter

Amalgam

Risiko für die Menschheit

Quecksilbervergiftungen richtig ausleiten

Neue Fakten und Hilfe,

auch nach der Amalgamentfernung!

Mit einer Einführung von
Dr. med. Dietrich Klinghardt

3. überarbeitete und erweiterte Auflage

Die Studien und Erkenntnisse über die Anwendungen in diesem Buch wurden sorgfältig recherchiert und nach bestem Wissen und Gewissen wiedergegeben. Alle Informationen ersetzen aber in keinem Fall den Rat und die Hilfe eines Arztes oder Heilpraktikers.
Der Verlag und die Autoren übernehmen keine Haftung für Schäden, die sich durch unsachgemäße Anwendung der dargestellten Behandlungsmethoden oder Rezepturen ergeben, und übernehmen auch keinerlei Verantwortung für medizinische Forderungen.

Dr. med. Joachim Mutter
Amalgam – Risiko für die Menschheit
Quecksilbervergiftungen richtig ausleiten. Neue Fakten und Hilfe, auch nach der Amalgamentfernung!
3. Auflage 2002. © Fit fürs Leben-Verlag in der NaturaViva Verlags GmbH, 71256 Weil der Stadt

Bildnachweis: S. 23 (Zahn aus Natura 5/6 A) u. S. 36 (Biosensensoren aus Natura 3, Klett Schulbuchverlag, Stuttgart), S. 82 (Stephan Zimmermann, Stuttgart), S. 86 und S. 97 (Hädecke Verlag, Weil der Stadt)

Titel: ProVision, Oldenburg
Satz: Erich Schuhmacher Fotosatz, Magstadt
Druck: Studiodruck, Nürtingen
Printed 2002 in Germany
Druck auf chlorfrei gebleichtem Papier

ISBN 3-89881-522-6

Inhaltsverzeichnis

Vorwort

Dr. Mutter hat in seinem Buch wohltuend Stellung bezogen in einem leider noch sehr kontrovers diskutierten Themengebiet. Ist Amalgam nun schädlich oder nicht? Nach der Lektüre dieses Buches, welches für Laien, Therapeuten und Ärzte in gut lesbarer Form grundlegende Informationen und wissenschaftliche Hintergrundbereiche aufarbeitet, dürfte auch für kritisch eingestellte Charaktere kein Zweifel mehr bestehen bleiben.
Aus meiner nun bald achtjährigen Begleitung von amalgambelasteten Patienten und Durchführung der in diesem Buch beschriebenen Ausleitungstherapie nach Dr. Dietrich Klinghardt, der unser gemeinsamer Lehrer ist, kann ich die zentrale Bedeutung dieser Thematik nur bestätigen und hoffen, dass viele Kollegen in der Zukunft Mut finden, sich diesem Wissen zu öffnen und es zum Wohle ihrer Patienten in ihr therapeutisches Konzept mit einfließen lassen. Desgleichen möchte ich die Patienten und betroffenen Menschen motivieren, sich auf die in diesem Buche beschriebene längerfristige Ausleitungstherapie einzulassen. Der gesundheitliche Nutzen im Sinne der Behandlung von bestehenden Krankheiten und Befindlichkeitsstörungen sowie der präventive Wert einer effektiven Schwermetallausleitung stehen ohne Zweifel.
Ich danke Dr. Mutter für seine ausgezeichnete Recherche und ausführliche praxisrelevante Darstellung der gesamten Quecksilber- und Schwermetallproblematik und bin mir sicher, dass dieses Buch auf eine breite Resonanz stoßen wird.

Dr. Katrin Bieber, Bad Grönenbach im Juli 2000

Einführung

Liebe Leserinnen und Leser!
Dieses Buch von Joachim Mutter ist ein „Wolf im Schafspelz". Wenn Sie es mit Aufmerksamkeit lesen, werden Sie feststellen, wie sehr nicht nur Ihr eigenes Leben, sondern auch das Leben vieler Ihnen nahestehender Personen durch das Thema „Schwermetallvergiftung" beeinträchtigt ist. Die zum Teil hier zum erstenmal veröffentlichten Behandlungsvorschläge sind oft nicht weniger als revolutionär, können aber auch durchaus nicht nur von Schulmedizinern, sondern auch von Laien verstanden, eingeleitet und teilweise auch angewendet werden. Damit gibt Ihnen Dr. med. Mutter Wissen und Werkzeuge in die Hand, die bisher nur einer kleinen elitären Gruppe von Insidern vorbehalten waren.
Sowohl die Zahnmedizin als auch die Schulmedizin haben in ihrer Rolle als für die Volksgesundheit verantwortliche Institution bisher in der Amalgamfrage versagt. Durch Abhängigkeit von Interessengruppen und mächtigen finanziellen Institutionen hat die Schulmedizin ihre Verpflichtung bisher nicht wahrgenommmen, Erkenntnisse aus der Amalgamforschung umzusetzen, und neue diagnostische und therapeutische Methoden für die Behandlung der Vergiftung durch Quecksilber und andere Metalle zu entwickeln. Deshalb ist es unbedingt notwendig und dringend, dieses Wissen den Betroffenen direkt zukommen zu lassen: Müttern, Kindern jeder Altersgruppe, chronisch Kranken und Ihnen!
Dr.med.Mutter zeigt, dass er seinen Finger am Puls der Zeit hat und zutiefst vertraut ist mit der neuesten wissenschaftlichen Literatur und den wichtigsten neuen Entwicklungenauf dem Gebiet der Amalgamtoxikologie. Er lässt dem Leser wertvolle Informationen zukommen, die teilweise in der Medizin noch als

wohl gehütete Geheimnisse gelten. Damit ist dieses Buch eines der ganz wenigen Werke seiner Art, das auf dem neuesten Stand der Wisssenschaft ist und dessen Inhalt auf keine Weise durch den Einfluss verschiedener Interessengruppen verfälscht ist!

Schwermetallvergiftungen sind ein relativ neues menschengemachtes Problem. Erst seit weniger als 200 Jahren haben wir angefangen, in großem Stil die Erde aufzubuddeln und toxische Metalle an die Oberfläche zu befördern, die bis dahin verschlossen und sicher unter der Kruste der Erdoberfläche versteckt waren. Diese Metalle haben ihren Weg in unsere Nahrungskette gefunden, in die Hände von Zahnärzten und Chirurgen (Implantate usw.), und damit in unseren Körper. Metalle – „gute" und „schlechte" – existieren in uns an biologischen Schnittstellen, die ihnen erlauben, massive Effekte auf sämtliche Körperfunktionen auszuüben, darüber hinaus aber auch auf unsere Emotionen, unser Denken, unser Verhalten. Die Quecksilbervergiftung kann Menschen seelisch verändern, sie kann depressiv, egoistisch, gierig oder einfach nur müde machen. Sie verursacht nicht nur Schmerzerkrankungen, Lähmungen und Herzbeschwerden, sondern meiner Ansicht nach auch Krebs und andere fatale Krankheiten.

Dieses Buch zeigt eine Auswahl der wichtigsten Forschungsergebnisse aus diesem Bereich und macht es dem Leser leicht, festzustellen, ob sie oder er zu den von einer Metallvergiftung Betroffenen gehören. Trotz einer überwältigenden Fülle von Fachliteratur, die zeigt, dass die Schwermetallvergiftung die ursächliche Störung hinter vielen Erkrankungen ist, besteht das Hauptproblem in der Schulmedizin bisher darin, die Diagnose einer Schwermetallvergiftung überhaupt zu erwägen und eine entsprechende Diagnostik einzuleiten. So wurde z.B. kürzlich durch Herzbiopsie (Gewebsuntersuchung) an lebenden Kranken nachgewiesen, dass die durchschnittliche Erhöhung des Gewebe-Quecksilberspiegels bei der ideopathischen dilatativen Cardiomyopathie – ein häufiger Grund für Herzversagen und Herztod – 22000-fach über dem Normalspiegel lag {1}. „Ideopatisch" heisst, dass der Grund dieser Erkrankung nicht bekannt ist. Liegt es nicht nahe, dass eine 22000-fache Erhöhung eines bekannten Neurotoxins und Enzymgiftes im

Herzmuskel etwas mit der Ursache dieser Erkrankung zu tun haben könnte, wie jeder Laie mit gesundem Menschenverstand korrekt schließen würde? Nicht so die Schulmedizin, die sich trotz massiver Hinweise aus der Wissenschaft bisher geweigert hat, die Amalgamfrage ernsthaft zu diskutieren. Diagnostische Werkzeuge gibt es schon seit Jahren.

Dr. med. Mutter gibt nicht nur einen Überblick über die gesamte Problematik, sondern er bietet auch konkrete Lösungen an, von denen hier einige erstmals veröffentlicht sind. Wenn Sie das Wissen in diesem Buch umsetzen, wird sich ihr Leben in eine leichtere, gesündere und fröhlichere Richtung bewegen. Bitte verlangen Sie von dem Arzt, Zahnarzt oder Heilpraktiker, der Sie betreut, dieses Buch zu lesen! Nur dadurch wird das seit langem notwendige und überfällige Ende der Amalgamfrage bald kommen und unseren Kindern und Nachkommen kann das unnötige Leiden erspart bleiben, das viele unserer Generation unnötig geprägt hat. Es ist höchste Zeit! Dr. med. Mutter ist es gelungen, schwierige Sachverhalte in einfachen Worten darzustellen, ohne sich in wissenschaftlichem Fachjargon zu verlieren. Das Buch ist leserfreundlich, behandelt das umfangreiche Material vollständig und korrekt und ist gleichermaßen faszinierend für Laien und Fachleute.

DIETRICH KLINGHARDT, M. D., PhD   Seattle, im Juli 2000

Die Gesundheit ist ein kostbares Gut, nur sie ist es eigentlich wert, daß man dafür seine Zeit, seine Arbeit und sein Geld, ja sogar sein Leben einsetzte, ist doch ohne sie das Leben für uns eine Last; ohne sie verliert alles seinen Glanz und seine Kraft: Genüsse, Lebenserfahrung, Wissenschaft und Tugend.

MICHEL DE MONTAIGNE

Was will dieses Buch?

Amalgam aus Zahnfüllungen – wie aktuell ist dieses Thema noch? Gibt es etwas Neues? Warum die ganze Aufregung, die auf dem Gebiet der Zahnsanierung oftmals zu heftigen Glaubenskriegen zu führen scheint? Dieses Buch soll Ihnen Antworten auf alle diese Fragen geben.

In den Körper aufgenommene Amalgambestandteile können in manchen Organen ein Leben lang verbleiben.

Mittlerweile wurden in den Fachzeitschriften fast explosionsartig wissenschaftlich abgesicherte Erkenntnisse über die Schädlichkeit des Amalgams veröffentlicht, wogegen von den Amalgam-Befürwortern weltweit nach wie vor die Unbedenklichkeit dieses zahnärztlichen Werkstoffes noch nicht belegt werden konnte. Besonders kritisch ist die Tatsache, dass Körperdepots der aufgenommenen Amalgambestandteile bestehen bleiben, auch wenn die „Plomben" längst entfernt wurden, denen mit herkömmlichen Entgiftungsmethoden nicht beizukommen ist. Deshalb ist es ein großer Behandlungsfortschritt, Verfahren gefunden zu haben, mit deren Hilfe auch in den Zellen abgelagertes Quecksilber und andere Schwermetalle des Amalgams ausgeleitet werden können.

Ein großer Teil der Bevölkerung hat genetisch bedingte Entgiftungseinschränkungen (z.B. Enzympolimorphismen). Diese Menschen sind besonders durch Gifte wie Schwermetalle gefährdet.

Quecksilber als Hauptbestandteil der Füllungen behindert und schädigt praktisch alle Lebensvorgänge der Körperzellen, in erster Linie die Abläufe im Nerven- und Immunsystem, in Niere, Leber, Darm und in den Hormondrüsen. Dies kann, besonders bei empfindlichen Menschen (meist heller Hauttypus, Sommersprossen, blonde oder rötliche Haarfarbe) und auch abhängig von weiteren Belastungen des Organismus, sofort oder mit bis zu jahrzehntelanger Verzögerung zu vielfältigen Symptomen führen. Die Entstehung etlicher Krankheiten, die bisher als unheilbar gelten, werden mit einer Quecksilberbelastung in Verbindung gebracht, darunter Krankheiten des Nervensystems wie Alzheimer-Krankheit oder Multiple Sklerose (MS), Schmerzsyndrome (u.a. Migräne), Allergien, Nahrungsmittel-Unverträglichkeiten und viele andere. Die Symptomenliste einer Amalgambelastung ist so umfangreich, dass es sich bei Befindensstörungen und Krankheiten, seien es „nur" Schlafstörungen oder Verhaltensauffälligkeiten oder seien es ernstere Dinge wie unerfüllter Kinderwunsch bis hin zu bösartigen Geschwürsbildungen, immer lohnt, auch die Möglichkeit der Schwermetallvergiftung zu bedenken.

Orientieren Sie sich mit Hilfe des Buches, ob Sie von einer Amalgambelastung betroffen sein könnten und welche Schritte im gegebenen Falle notwendig sind.

Auf politischer Ebene hat sich trotz der neuen Erkenntnisse noch nicht viel geändert: Zwar sind Patienten wie Zahnärzte inzwischen zurückhaltender mit dem Werkstoff Amalgam, aber die Kosten für alternative Materialien, für das Entfernen der Füllungen und das Ausleiten im Körper deponierter Schwermetalle müssen immer noch überwiegend aus eigener Tasche bezahlt werden.

Die in diesem Buch erstmals vorgestellte Entgiftungsmethode von Dr. Dietrich Klinghardt bringt in vielen Fällen auch denjenigen Betroffenen Hilfe, denen die bisher üblichen Therapien nicht oder nur vorübergehend geholfen haben, denn damit war es praktisch nicht möglich, das Nervensystem vom Quecksilber, dem Hauptbestandteil des Amalgams, zu befreien. Dieses Buch gibt Laien wie Therapeuten einen Überblick über den aktuellen Stand der Wissenschaft sowie über neue Therapiemöglichkeiten, die zusätzlich eine Entgiftung im Nervensystem bieten. Damit ist es auch für Menschen interessant, die ihre Amalgamfüllungen schon entfernen ließen und verschiedene Entgiftungstherapien hinter sich haben.

Die wichtigsten Aussagen dieses Buches sind:
Giftige Amalgambestandteile (Quecksilber, Silber, Zinn, Zink und Kupfer) werden aus Zahnfüllungen **messbar freigesetzt.**
Sie werden vom Körper aufgenommen und in verschiedenen Organen **abgelagert.**
Die **Hauptquelle für die Quecksilberbelastung** des Menschen sind Amalgamfüllungen.
Auch nach Amalgamentfernung verbleibt das Quecksilber im Nervensystem. Dort und in schlecht durchbluteten (bradytrophen) Geweben baut sich eingelagertes Quecksilber ohne richtige Entgiftungstherapie praktisch nicht mehr ab.
Es gibt keine echten Grenzwerte für Quecksilber. Auch **niedrige Mengen** können zu schweren Krankheiten führen. Zudem **vervielfacht** sich die Giftwirkung im Zusammenspiel mit den anderen Schadstoffen aus Amalgam, Nahrung, Luft, Wasser.
Die Amalgambestandteile beeinflussen den Zellstoffwechsel u.a. durch **Blockade vieler Enzyme** und können deswegen noch nach Jahren und Jahrzehnten viele Symptome und Krankheiten verursachen oder mit verursachen.

Durch das Ausleiten der Gifte – neuerdings auch aus dem Nervensystem – wird die Gesundheit stabilisiert oder werden Heilungen erzielt, die von Patienten und Therapeuten oftmals als ganz erstaunlich eingestuft werden.

Es bleibt zu hoffen, dass immer mehr Menschen über die ganze Amalgamproblematik aufgeklärt werden und ein längst überfälliges Amalgamverbot möglich wird. Die nach kürzester Zeit erschienene aktualisierte und erweiterte Auflage dieses Buches zeigt, dass nach wie vor großer Bedarf an Informationen besteht und die wissenschaftliche Aufarbeitung des Themas noch lange nicht abgeschlossen ist. Gesellschaftlich zeichnen sich derzeit in Kanada und USA einige Umwälzungen ab, die erahnen lassen, dass die Amalgamfrage längst nicht zu Ende diskutiert ist.

Was ist Amalgam?

Zahnamalgam ist eine Mischung, die zu etwa 50% aus flüssigem Quecksilber und zu 50% aus einem Alloy (Puder) aus Kupfer, Silber, Zinn und Zink und Spuren anderer Schwermetalle wie Palladium besteht. Der Begriff „Amalgam" stammt aus dem Arabischen und bedeutet „erweichende Salbe". Die Orientalen beobachteten, dass einige Metalle, die als Pulver in das flüssige metallische Quecksilber (Hg^0) eingebracht werden, sich auflösen und eine Mischung eingehen. Amalgam ist im chemischen Sinn keine Legierung, sondern eine lockere, umkehrbare Bindung der einzelnen Bestandteile (Gemenge).

Das Metallpulver gewann man früher, indem man von Silbermünzen feinste Späne abfeilte. Diese Feilung enthält heute die Metalle Silber, Kupfer und Zinn sowie kleine Mengen von Zink und manchmal auch Nickel, Kadmium, Palladium etc. Im frisch zusammengerührten Zustand ist das Amalgam wie eine Knetmasse zu verarbeiten. Es passt sich den Hohlräumen im Zahn gut an, härtet nach ungefähr 30 Minuten von selbst und dehnt sich dabei noch etwas aus, sodass die Füllung sehr „dicht" sitzt. Die praktische Handhabbarkeit ist neben dem Kostenaspekt eines der Hauptargumente, warum dieser als Sondermüll zu behandelnde Werkstoff sich so weit verbreiten konnte.

Eine Amalgamfüllung wird hergestellt, indem ein Metallpulver mit elementarem Quecksilber zusammengebracht wird.

Bis in die fünfziger Jahre des zwanzigsten Jahrhunderts war der Kupferanteil der Feilung sehr hoch, da das dabei vermehrt freigesetzte Quecksilber Karies verursachende Bakterien abtöten sollte. Da diese Legierung im Laufe der Zeit durch Oxidation schwarz wurde, wandte man sich Legierungen mit höherem Silberanteil zu. Amalgame werden in neuerer Zeit in konventionelle gamma-2-haltige und in gamma-2-freie Amalgame eingeteilt (siehe Abbildung 1). Sie unterscheiden sich hinsichtlich ihrer Korrosion, der das erhärtete Amalgam unterliegt.

Abbildung 1: Gamma-2-haltige und gamma-2-freie Amalgame

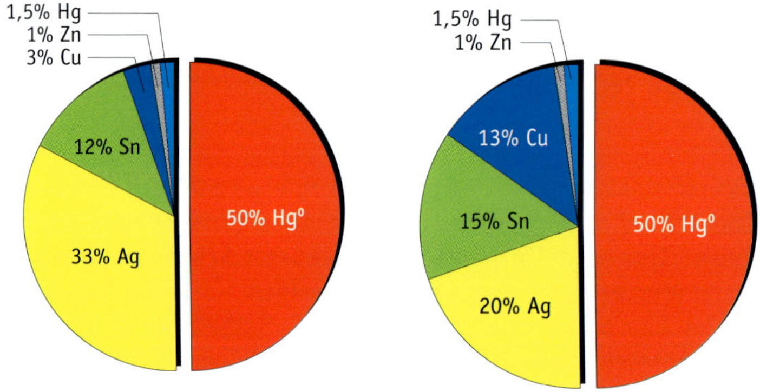

a) Zusammensetzung des Legierungspulvers gamma-2-haltiger Amalgame: mind. 65% Silber (Argentum, Ag), max. 29% Zinn (Stannum, Sn), max. 6% Kupfer (Cuprum, Cu), max. 2% Zink (Zincum, Zn), max. 3% Quecksilber (Hydrargyrum, Hg).
50% der Füllung bestehen aus diesem Pulvergemisch, die anderen 50% aus elementarem flüssigem Quecksilber.

b) Zusammensetzung des Legierungspulvers gamma-2-freier Amalgame: mind. 40% Silber, max. 32% Zinn, max. 30% Kupfer, max. 2% Zink, max. 3% Quecksilber.
50% der Füllung bestehen aus diesem Pulvergemisch, die anderen 50% aus elementarem flüssigem Quecksilber.

Gamma-2-freie Amalgame weisen einen geringeren Korrosionsfaktor auf. Das Bundesgesundheitsamt (BGA) verbot 1992 die Anwendung gamma-2-haltiger Amalgame wegen der schlechteren Werkstoffeigenschaften und der höheren Quecksilberabgabe; das Verbot wurde aber 1995 wieder aufgehoben.
Alle Bestandteile des Amalgams sind Schwermetalle (spezifisches Gewicht größer als 6).

Die Geschichte des Amalgams

Quecksilber wurde schon vor mehr als 4 Jahrtausenden für Kult-, Heil- und Gebrauchszwecke verwendet. Die Ägypter wie auch die Chinesen, die Inder und Araber verwandten es in verschiedenen Verbindungen, beispielsweise als Heilmittel (Kalomel) oder als Tinte (Zinnober). Die Verwendung quecksilberhaltiger Verbindungen für die Behandlung der Syphilis reichte bis ins 20. Jahrhundert hinein und ist als Desinfektionsmittel auch heute noch gebräuchlich.

Negative gesundheitliche Auswirkungen wurden bei Grubenarbeitern, Chemikern, Spiegelmachern, Glasherstellern, Malern, Töpfern usw. beobachtet. Quecksilber-Nitrat wurde bei der Herstellung von Filz für die Hutmacherei verwendet. Hutmacher litten nicht selten wegen der giftigen Wirkung des Quecksilbers an psychischen Symptomen, was im Sprichwort: „verrückt wie ein Hutmacher" zum Ausdruck kommt und in „Alice im Wunderland" charakteristisch beschrieben wird.

Im 20. Jh. wurde Quecksilber schließlich auch in der industriellen Produktion sehr großzügig eingesetzt, z.B. noch heute bei der Herstellung von PVC und Acetaldehyd. Quecksilber-verseuchte Abwässer gelangten in Japan in den Jahren 1953 bis 1965 u.a. in der Bucht von Minamata ins Meer, wobei mehrfach etliche Todesfälle zu beklagen waren. Wissenschaftler konnten die Höhe des Fischkonsums mit der sogenannten Minamata-Krankheit, einer Quecksilbervergiftung, in Verbindung setzten. Anorganische Quecksilbersalze werden in lebenden Organismen (Mikroben, Plankton, Fische) in organische Verbindungen (z.B. Methyl-Quecksilber) umgewandelt, die vom Körper vermehrt (zu 95%) aufgenommen werden. Über die Nahrungskette kam das Gift zu den Menschen zurück aufs Land. Diese Kette erstreckt sich vom mikroskopisch kleinen Plankton über die Kleintiere,

■ Die Giftwirkungen des Quecksilbers wurden bereits vor Jahrhunderten, so auch vom europäischen Arzt PARACELSUS (1493 –1541) beschrieben. ■

■ Mittlerweile werden die Weltmeere jährlich mit zusätzlichen zehntausend Tonnen Quecksilber vergiftet. ■

die davon leben, bis hin zu den immer größeren Fischen und schließlich den Menschen.

Die Betroffenen und auch später Geborene, die noch im Mutterleib vergiftet wurden, erlitten schwere neurologische Erkrankungen. Der Kinderarzt KAWASAKI beschrieb eine neue Krankheit bei Kindern mit Fieber über 5 Tage, Bindehautentzündung, Rachenschleimhautentzündung, Erdbeerzunge, Hautrötungen mit Schuppungen und Vergrößerung der Halslymphknoten. Ein Team des japanischen Gesundheitsministeriums stellte von 1960 bis 1974 fast 10000 Fälle dieses als MLS (Mukokutanes Lymphknoten Syndrom) oder Kawasaki-Syndrom genannten Krankheitsbildes fest.

Eine andere Vergiftungsquelle wurde bei verschiedenen Vergiftungs-Epidemien in Irak, Nigeria, Pakistan, Mexiko und Russland identifiziert. Die Vergiftungen traten nach Verzehr von Saatkorn auf, das zum Keimschutz mit Äthyl- und Methylquecksilberverbindungen behandelt worden war. Bei den Erkrankten stellten sich Symptome wie Taubhaut und Kribbeln in Fingern, Zehen, Nase und Lippen, Zittern und Koordinationsstörungen, Gehstörungen (Ataxie), Sehstörungen und Gehörsturz ein. Bei den Verstorbenen wurden Nierenschäden und Gehirnschwund festgestellt.

Bereits seit dem 16. Jahrhundert werden kariöse Zähne mit Amalgam gefüllt.

Die erste europäische Quelle, die über **Amalgam** berichtet, ist ein Manuskript aus dem Jahr 1528, in dem ein gewisser JOHANNES STOCKER Kupferamalgam verschreibt. Ende des 18 Jh. experimentierten französische Chemiker mit verschiedenen Metallen. Um 1826 wurden von M. TAVEAU aus Paris eine Legierung aus Silber und Quecksilber für Zahnfüllungen angepriesen. Man verwendete dazu abgefeilte Silbermünzen, mischte den Feilstaub mit flüssigem Quecksilber, presste das freie Quecksilber heraus und drückte die übrig bleibende Masse in die Zahnkavität (den durch das Loch entstandenen Hohlraum). Jedoch dehnte sich die Paste oftmals nach dem Aushärten aus, was zu Zahnbruch oder überstehenden Füllungsrändern führte. Andererseits konnte die Füllung auch schrumpfen und ausfallen, je nach Art der verwendeten Silbermünzen, die selbst aus unterschiedlichen Bestandteilen (z.B. Kupfer) bestanden.

Die Amalgamkriege

Nachdem die Brüder CRAWCOURT seit 1831 in Frankreich ihr „revolutionäres" Füllungsmaterial aus metallischem Quecksilber und gefeilten Silbermünzen anboten, versuchten zwei der Brüder ihr Glück in New York. Sie gaben sich als Zahnärzte aus und hatten bald eine blühende Zahnarztpraxis etabliert. Die niedergelassene Zahnärzteschaft kämpfte gegen die Brüder an und stellte Amalgam als schlechten Füllstoff wie auch als Ursache von Vergiftungen, Zahnfleischerkrankungen und weiterer Übel dar. Der Widerstand der amerikanischen Zahnärzte führte zum Rückzug der Brüder. Doch der Krieg wütete weitere 25 Jahre. Die American Society of Dental Surgeons, 1840 gegründet, distanzierte sich vom Amalgam und schloss Mitglieder aus, wenn sie Amalgam verwendeten („Quacksalber").
Der Widerstand der ausgeschlossenen Mitglieder und der wirtschaftliche Druck wurden größer, sodass sich die Gesellschaft 1855 auflöste und das Amalgamverbot aufgehoben wurde. Ab 1859 organisierte sich die erste Bewegung, welche die Amalgamverbreitung zum Ziel hatte: die American Dental Association, bis heute die führende Zahnärzteorganisation der USA. Es wurde Kupferamalgam eingeführt, das nicht mehr schrumpfte, aber zu Korrosion und Verfärbungen der Gewebe führte.
Bis zum Beginn der industriellen Revolution waren Karies und Zahnverfall fast nur bei Adligen und wohlhabenden Städtern bekannt. Seit Zucker und Weißmehl für weite Bevölkerungskreise erschwinglich wurden, verbreitete sich die Zahnfäule rapide und damit auch der Bedarf an einer kostengünstigen Zahnbehandlung, der wiederum der Verwendung des Amalgams den Weg ebnete.

Die Verbreitung des Amalgams wurde durch die Karieszunahme unterstützt, die wiederum auf den gestiegenen Lebensstandard mit einem höheren Anteil an verfeinerter Kost beruhte.

Erst 1926 wurde der Ruf des Amalgams wieder ernsthaft ins Wanken gebracht. PROF. DR. ALFRED STOCK (1876–1946), Leiter des Kaiser-Wilhelm-Instituts für Chemie veröffentlichte in Berlin Studien über Quecksilber und Amalgam. Er war selbst von einer Quecksilbervergiftung betroffen, da er im Labor Quecksilberdämpfe einatmete und zusätzlich etliche Amalgamfüllungen hatte. In Forschungsreihen bewies er, dass Quecksilber aus Amalgamfüllungen austreten kann und vom Körper aufgenommen wird. Er riet daher, auf Amalgam zu verzichten.

Es wird einmal festgestellt werden, dass das gedankenlose Einführen von Amalgam als Füllstoff für die Zähne ein schweres Vergehen an der Menschheit gewesen ist.
PROF. DR. STOCK

Es kam bald zu Protest der deutschen Zahnärzteschaft. Eine Untersuchung wurde in Auftrag gegeben, die STOCKS Aussagen widerlegen sollte. Nach zwei Jahren berichtete der Beauftragte, PROF. FLEISCHMANN, über 51 Patienten mit Verdacht auf Quecksilber-Vergiftung aus ihren Amalgamfüllungen. Sieben Patienten hatten sich das Amalgam entfernen lassen und erlebten dadurch teilweise oder völlige Gesundung. Durch diese Ergebnisse beeindruckt empfahl auch PROF. FLEISCHMANN, auf Amalgame als Füllungsmaterial ganz zu verzichten. STOCK setzte seine Untersuchungen fort; seine Veröffentlichungen wurden vollständig in der Presse wiedergegeben und lösten ein Nachdenken aus, das vielleicht zu einem Amalgamverbot geführt hätte, wenn nicht der Weltkrieg dazwischen gekommen wäre. STOCK starb jedoch, und nach dem Krieg wurde Amalgam durch die seit 1950 noch häufigere Karies vermehrt verwendet. Es gab bis in die 70er Jahre nur wenige Kritiker.

Im 3. Amalgamkrieg stecken wir bis heute. Er wird in den Medien, in der wissenschaftlichen Literatur, vor Gerichten und in Zahnarztpraxen geführt. Einige Publikationen berichten über erstaunliche Verbesserungen und Heilungen nach dem Entfernen der Amalgamfüllungen und anschließender Entgiftungstherapie. Die Vertreter der Zahn- und Berufsmedizin und auch Politiker verteidigten die Anwendung des Füllstoffs als eine sichere und günstige Zahnversorgung und die „Vergiftungssymptome" als psychosomatisch oder sogar hypochondrisch, sprich eingebildet. In den letzten Jahren haben sich ihre Meinungen und Empfehlungen aufgrund der neuen wissenschaftlichen Erkenntnisse jedoch teilweise geändert.

In Japan verwenden die Zahnärzte seit 1982 kein Amalgam mehr, da alternative Füllungsmaterialien günstiger sind. In der Sowjetunion wurde Amalgam bereits 1975 verboten. In Skandinavien wird empfohlen, kein Amalgam zu verwenden. In den USA lassen sich Zahnärzte die Einwilligung des Patienten, mit Amalgam versorgt zu werden, aus juristischen Gründen unterschreiben. In Kalifornien muss in jeder Zahnarztpraxis, die Amalgam verwendet, ein gut sichtbares Schild mit dem folgenden Text angebracht sein: „Warnung: Diese Praxis verwendet Amalgamfüllungen. Amalgam enthält Quecksilber. Patienten, die mit diesem Füllungsmaterial behandelt werden, setzen sich dieser chemisch-toxischen Substanz aus. Es ist dem Staat Kalifornien bekannt, dass Quecksilber Geburtsdefekte und andere Fortpflanzungsschäden hervorrufen kann. Bitte konsultieren Sie ihren Zahnarzt, falls Sie weitere Fragen haben.".

Amalgam als Spielball der Politik

Inzwischen leugnet kaum noch ein Zahnarzt die Gefahr, die vom Amalgam in den Füllungen ausgeht, und auch die weisungsbefugten Stellen von Regierung und Verwaltung können sich den Erkenntnissen immer weniger entziehen. Aber diese Organisationen und Verwaltungsapparate sind schwerfällig und unterliegen dem Druck der Lobbyisten. Die Taktik, die nun diesen „Krieg" beherrscht, heißt Abwarten, Zeit gewinnen, bis die Empörung abgeebbt ist. Leider werden die Betroffenen dabei allein gelassen. Einige Urteile aus deutschen Gerichten: Zwischen Oktober 1993 bis 1996 lagen der Frankfurter Staatsanwaltschaft 1500 Strafanzeigen wegen Gesundheitsschäden (auch ein Todesfall) durch Amalgam vor. Im Dezember 1993 war die Degussa (Deutsche Gold- und Silberscheideanstalt), in Deutschland bis dahin führender Amalgamhersteller, aus der Produktion ausgestiegen, nachdem kurz zuvor der Münchner Rechtsmediziner PROF. GUSTAV DRASCH eine durch die Degussa finanzierte Studie über die Quecksilberbelastung von toten Feten und am „plötzlichen Kindstod" (SID = Sudden Infant Death) gestorbenen Babys im Bundesgesundheitsamt vorgestellt hatte {12}. Bei allen Untersuchungen entsprachen die hohen Quecksilbermengen der Feten und Babys der Anzahl an Amalgamfüllungen der Mütter. 1994 stellten auch die Firmen Heraeus und Procter & Gamble die Amalgamproduktion ein.

■ Es wird immer noch am Amalgam festgehalten, wahrscheinlich auch aus Angst vor einer drohenden Prozesslawine und den zusätzlichen Kosten. ■

Anfang 1996 einigte sich die Firma Degussa mit der Staatsanwaltschaft des Landgerichtes Frankfurt und stellte das Verfahren nach einer Zahlung von 1,5 Millionen DM ein. Dieses sollte für die weitere Amalgamforschung verwendet werden.

Dagegen verkündeten im Oktober 1999 Richter vom Bundessozialgericht Kassel ein Urteil, dass bis jetzt keine Einigkeit in der Wissenschaft über die Schädlichkeit von Amalgam bestünde. Sie wiesen damit die Klage eines Patienten zurück, der bei

seiner Krankenkasse die Erstattung der Kosten für die Entfernung von Amalgam und anschließende Entgiftung beantragt hatte. Der Patient führte seine Depressionen, Gelenkschmerzen, Müdigkeit und Nervosität auf seine Amalgamfüllungen zurück. Die Kassen weigerten sich, ihm die Kosten der Entfernung und Entgiftung zu zahlen, da keine Allergie vorlag.
Andererseits konnten in anderen Prozessen* gegen Krankenkassen die Übernahme der Zahnsanierungskosten und der Entgiftung erwirkt werden.
Erstmals wurden sogar in einem Urteil vom Sozialgericht Stuttgart (Az.: 56U 1663/95 vom 14.06.2000) die Gesundheitsschäden einer Zahnarzthelferin (Nierenkoliken, Hautausschlag, Gleichgewichtsstörungen bis zur Bewusstlosigkeit sowie Erkrankungen des Magen-Darm-Traktes) als eine durch Quecksilber-bedingte Berufskrankheit anerkannt.

Ein Abschied von Amalgam würde teuer werden. Durchschnittlich hat jeder etwa 10–12 Amalgamfüllungen im Mund.

Schätzungen zufolge würde es über 140 Milliarden DM kosten, die Gebisse aller Amalgamträger zu sanieren. Immerhin besitzen ca. 80–90 % aller Bundesbürger Füllungen. Pro Jahr werden 20 t Quecksilber allein in Deutschland für die Herstellung von ca. 53 Millionen Amalgamfüllungen verbraucht. Amalgamträger haben bis zu 10 g nur über Kristallstrukturen in Amalgam gebundenes Quecksilber im Mund {3}.

* Bei einem Verdacht auf gesundheitliche Störungen durch Amalgam haben Patienten nach einem Urteil des Amtsgerichts Frankfurt Anspruch auf Ersatz der Füllungen durch ein anderes Material. Ein Patient mit Tinnitus hatte gegen seine Krankenkasse erfolgreich die Übernahme der Kosten für die Zahnsanierung erwirkt (Amtsgericht Frankfurt, Az.: 30C38/99-47).

Die Aufnahme in Blut und Gewebe

Über drei Wege gelangen die Schwermetalle aus Amalgamfüllungen in Blut und Gewebe:
Über direktes Eindringen in die Zahnsubstanz.
Über Lösen der Amalgambestandteile im Speichel, Hinunterschlucken und Aufnahme aus dem Darm ins Blut (v.a. nach Umwandlung in organische Quecksilberverbindungen durch die Darmbakterien).
Über Einatmen dampfförmiger Amalgambestandteile, Aufnahme über die Atemluft in den Lungenkreislauf.

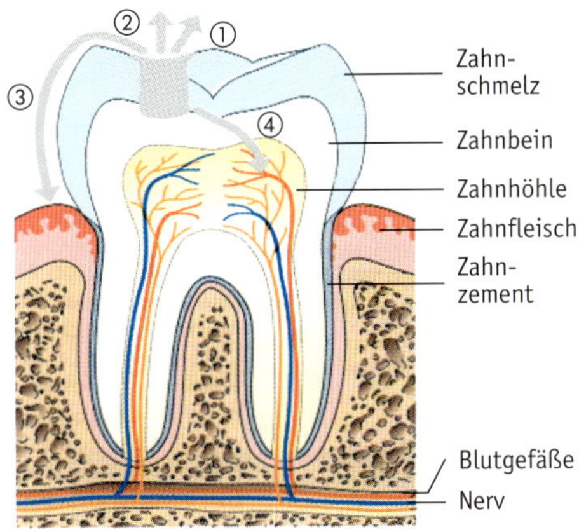

Aufnahme von Quecksilber in den Organismus: ① Magen-Darm ② Lunge ③ örtliche Aufnahme in das Gewebe, z.B. Amalgamtätowierungen ④ in Blutbahn und über Nerven.

Bei kunstgerechtem Vorgehen legt der Zahnarzt auf den Boden des Bohrloches eine Zementunterfüllung, die die Amalgambestandteile daran hindern soll, in die feinen Kanälchen in der Zahnsubstanz (Dentinkanälchen) einzudringen und damit in den Kieferknochen zu gelangen. Leider wird, meist aus Zeitnot der Zahnärzte bei dem gegenwärtigen Kassensystem, sehr häufig auf diese schützende Zahnunterfüllung verzichtet. Nach Untersuchungen von Prof. H. Heine bieten allerdings auch fachgerecht gelegte Unterfüllungen keine ausreichende Barriere für Quecksilber.

Das Herauslösen von Amalgam aus den Füllungen wird gefördert durch intensives Kauen, heiße und saure Speisen und Getränke sowie galvanische Ströme, die im Mund beispielsweise auftreten, wenn Füllungen mit unterschiedlichen Metallen gelegt wurden (Gold- und Amalgamfüllungen). Allerdings ist nicht das Herauslösen der kritische Faktor, sondern erst die Aufnahme in den Körper, die zum Teil heute noch heftig abgestritten wird (obwohl wissenschaftlich belegt). Niere und Gehirn von Verstorbenen wurden sowohl auf Schädigungen als auch auf ihren Quecksilbergehalt hin untersucht. Als Ergebnis waren die Schädigungen umso stärker ausgebildet, je höher der Quecksilbergehalt in diesen Organen lag, und dieser wiederum hing von der Anzahl der Zahnfüllungen ab und lag um das Drei- bis Neunfache höher als bei Autopsierten ohne Amalgamfüllungen.

Amalgambefürworter betonen gern, die Quecksilberbelastung stamme hauptsächlich aus Nahrungsquellen und nicht aus Füllungen. Bereits 1991 nahm die Weltgesundheitsorganisation (WHO) dazu Stellung (vergleiche dazu Tabelle 1 im Anhang) und widerlegte dieses Argument {2}.

Es stimmt bedenklich, wenn die Studenten an der Universität über die Freisetzung von Quecksilber aus Amalgamfüllungen informiert werden, das Füllmaterial aber von eben diesen später in der Praxis eingesetzt wird.

Aus dem Skript des Instituts für Organische Chemie und Biochemie der Universität Freiburg {5}, das Bestandteil des Pflichtfaches Chemie für Studenten der **Medizin, Zahnmedizin** und **Lehramtsbiologie** ist, stammt das folgende Zitat:

... Aus Amalgam-haltigen Zahnplomben kann beim Genuss heißer oder saurer Getränke, sowie beim intensiven Kauen Quecksilber freigesetzt werden, kurzfristig bis zur 36000-fachen der nach Trinkwasserverordnung festgesetzten maximalen Konzentration. Elektrochemische Korrosion lässt aus der Legierung lösliche Hg^{2+}-Ionen, aber auch die anderen toxischen Ionen (Ag^{+}, Cu^{2+}, Sn^{2+}) entstehen. In der Niere und im Gehirn von Verstorbenen, deren Zähne mit Amalgam versorgt waren, fand sich bei der Autopsie eine um das drei- bis neunfach erhöhte Quecksilberansammlung ...

Irrungen – Wirrungen

Die gängigen Argumente **für** Amalgam wurden inzwischen alle wissenschaftlich widerlegt. Zunächst hieß es, Quecksilber werde nicht aus Amalgamfüllungen herausgelöst. Dabei berief man sich letzten Endes immer wieder auf die gleichen alten Studien, beispielsweise auf eine Untersuchung von 1976 {4}, die sich mit der Korrosion (Zersetzung) von Amalgam befasste. Dabei wurde ein Zahn mit einer Amalgamfüllung unter Sauerstoffabschluss in destilliertes Wasser gelegt, wodurch die Korrosion stark gebremst war. Infolge dessen waren nach einiger Zeit nur minimale Quecksilber-Mengen im Wasser nachweisbar. In einer anderen Studie wurde belegt, dass man zwar nach dem Legen von Amalgamfüllungen erhöhte Quecksilberwerte im Blut messen kann, die aber nach 6 Monaten wieder Normwerte erreichen. Falsch war aber die Schlussfolgerung, das Quecksilber müsse also ausgeschieden worden sein und deswegen sei Amalgam kein schädliches Material. Dabei hatten die Forscher übersehen, dass das Quecksilber auch im Gewebe abgelagert sein könnte und auch auf diesem Weg aus dem Blut verschwindet.

Häufig halten nicht an die tatsächlichen Bedingungen angepasste Untersuchungen als „Beweis" für die Unschädlichkeit des Amalgams her.

Nachdem sich dann doch die Erkenntnis durchgesetzt hatte, dass Quecksilber aus den Füllungen frei wird, lautete das nächste Argument der Amalgam-Befürworter: „Frei gewordenes Quecksilber kann nicht vom Körper aufgenommen werden". Auch die zu diesem Thema durchgeführten Untersuchungen wiesen allerdings methodische Mängel auf. Als die Gegner auch dieses Argument sicher widerlegt hatten, folgte die Behauptung, die aufgenommene Menge sei „zu klein, um krank zu machen". Hier nutzen die Amalgam-Befürworter die Schwierigkeit, bei den heutigen vielfältigen Belastungen einen einzelnen Faktor wie z.B. eine Quecksilberbelastung eindeutig als Krankheitsauslöser dingfest zu machen. Dennoch existieren auch dazu inzwischen zahlreiche gesicherte Studienergebnisse.

Da Quecksilber den höchsten Anteil am Amalgam hat, besonders giftig ist und auch am besten untersucht wurde, nimmt dieses Schwermetall hier den breitesten Raum ein. Dabei darf aber nicht vergessen werden, dass auch die anderen Amalgambestandteile giftig (toxisch) sind.

Chemische Grundlagen

Quecksilber (Hg) kommt in der Natur hauptsächlich chemisch mit Schwefel gebunden als Zinnober (HgS) vor.

Unterschieden werden drei chemische Zustände des Quecksilbers:
metallisches (elementares) Quecksilber, bei Raumtemperatur flüssig und gasförmig (chemische Formel Hg^0)
anorganische Quecksilber-Ionen (Hg^+ und Hg^{2+}) (elektrisch positiv geladene Teilchen mit einfacher bzw. zweifacher positiver Ladung), meist gebunden als Salz, z.B. mit Schwefel = Zinnober (HgS), Sublimat ($HgCl_2$), Kalomel (Hg_2Cl_2)
organisches Quecksilber (Quecksilber in Kohlenstoff-Verbindungen, z.B. Methylquecksilber= CH_3–Hg; Di-Methylquecksilber=CH_3–Hg–CH_3 oder Ethylquecksilber CH_3–CH_2–Hg)

Je nach Zustand verlaufen Aufnahme und Verteilung im Menschen sehr unterschiedlich.

Quecksilber aus Amalgam wird freigesetzt und aufgenommen als
anorganische Quecksilber-Ionen, die im Speichel und im Dentin (dem Zahnbein) gelöst auftreten
metallisches Quecksilber (Hg^0, ungeladener Zustand, daher besonders gut fettlöslich): in Form von flüssigem Quecksilber oder in Form von Quecksilberdampf, der eingeatmet oder mit Luft und im Speichel gelöst geschluckt wird und in Dentin und Kieferknochen übertritt.
Amalgampartikel aus Abrieb: werden hauptsächlich geschluckt. Es entstehen beim Bohren Partikel, die kleiner als 10 µm sind und die eingeatmet werden können.

Diese Formen können in Mund und Darm durch Mikroorganismen wie Bakterien und Pilze in organisches Quecksilber (z.B. Methyl-Quecksilber) umgewandelt werden, das sehr gut ins Blut aufgenommen wird.
Um die Giftigkeit und die möglichen Quellen des Quecksilbers deutlich zu machen, sollen die drei Quecksilbergruppen, die eine Bedeutung für Amalgambelastete haben, erklärt werden:

■ Elementares Quecksilber ■

Elementares Quecksilber (chemische Bezeichnung: Hg^0) ist ein silberglänzendes, bei Raumtemperatur flüssiges Halbedelmetall, das wegen seiner Oberflächenspannung zur Tropfenbildung neigt. Spezifisches Gewicht von 13,6 (= 13,6-mal so schwer wie Wasser). Es kocht bei plus 356,5 °C und gefriert bei minus 39 °C. Tödliche Dosis bei Einbringen ins Blut: 0,2–1 g. Mit 12 Amalgamfüllungen hat man 3–4 g reines Quecksilber im Mund! Bei Verschlucken wird Hg^0 unter günstigen Bedingungen (kleine Oberfläche) vom Darm nur zu einem geringen Prozentsatz aufgenommen. Deswegen werden Selbstmordversuche mit flüssigem Quecksilber aus Quecksilber-Thermometern oft ohne Schäden überstanden.
Wird der Inhalt eines Quecksilberthermometers in einem Raum (20 °C) ausgeschüttet, ist er nach 2 Tagen vollständig verdampft. Quecksilberdampf ist geruchlos und unsichtbar! Diese Dämpfe sind besonders gefährlich, da sie vollständig in den Lungenbläschen (Alveolen) aufgenommen werden. Von dort gelangt das Quecksilber in die roten Blutkörperchen (Erythrozyten) im Blut und mit diesen während weniger Minuten durch den ganzen Körper. Es kann in dieser Form direkt die Blut-Hirn-Schranke* oder die Plazenta** zum ungeborenen Kind hin überwinden sowie natürlich auch in alle anderen Organe gelangen. Dort oxidiert es zu elektrisch geladenem Quecksilber. Die Quecksilber-Ionen können die Zellen nur schlecht wieder verlassen, sodass sie sich anreichern. In den Erythrozyten wird

*Die Blut-Hirn-Schranke verhindert normalerweise, dass Gifte zu den Hirnzellen gelangen und diese angreifen. Besonders tückisch sind deshalb die Stoffe, die diese wichtige körpereigene Kontrollinstanz überwinden können.

** Die Plazenta, auch „Mutterkuchen" genannt, versorgt das ungeborene Kind über die Nabelschnur mit allen wichtigen Nährstoffen, aber auch Giften, denen die Mutter ausgesetzt ist.

Hg^0 nach einigen Minuten oxidiert und reichert sich auch dort an. Quecksilberdämpfe im Nasen-Rachenraum werden auch direkt durch dort gelegene Nervenendigungen (z.B. Riechnerv, Fazialisnerv, Vagusnerv, Trigeminus oder Zungennerv) aufgenommen und gelangen von dort ins zentrale Nervensystem, wo das Quecksilber in die geladene Form verwandelt wird.

Quecksilberdämpfe werden laufend aus Amalgamfüllungen freigesetzt. Sauerstoff reagiert mit den Metallen an der Amalgamoberfläche und bildet eine Oxidschicht, welche die Quecksilberverdampfung begrenzen soll. Diese Dämpfe entstehen jedoch vermehrt beim Legen, Polieren (auch mit Ultraschall) und Ausbohren von Amalgam, beim Kauen, beim Zähneknirschen, beim Verzehr heißer oder saurer Speisen und Getränke und beim Zähneputzen. Quecksilberdämpfe können heute mit Hilfe eines Detektors im Mund nachgewiesen werden.

Anorganische Quecksilberverbindungen

Anorganische Quecksilberverbindungen sind die beiden geladenen Quecksilber-Formen Hg^+ und Hg^{2+}. Sie durchdringen die Blut-Hirn- und die Plazentaschranke nicht sehr gut. Diese Form wird vom Organismus im Darm nur zu etwa 10–25% aufgenommen. Allerdings können Mikroorganismen im Darm diese Form von Quecksilber in das besser resorbierbare Methyl-Quecksilber umwandeln {6,7}. Bei Belastung mit anorganischen Quecksilbersalzen stehen Nierenschäden im Vordergrund. Sie wurden z.B. bei Einnahme des Medikaments Kalomel oder Kontakt mit Sublimat, manchen Rostschutzmitteln, Insektiziden, Fungiziden, Desinfektionsmitteln oder Imprägniermitteln beobachtet. Anorganische Quecksilbersalze sind auch als Konservierungsstoff (Thiomersal) immer noch in einigen Medikamenten, Desinfektionsmitteln, Augentropfen und Impfstoffen (Hepatitis B, teilweise noch bei Tetanus, Diphtherie, FSME u.a., hier auch noch mit Formaldehyd und Aluminium) z.T. in erheblichen Konzentrationen enthalten.

Eine andere Quelle für anorganisches Quecksilber aus Amalgam sind elektrochemische Vorgänge zwischen verschiedenen Metallen im Mund (z.B. Goldlegierungen und Amalgam), zwischen verschiedenen Amalgamen oder sogar innerhalb einer Amalgamfüllung durch verschiedene Mischungsphasen. Hierbei entstehen elektrische Spannungen und Ströme, welche die Korrosion des Amalgams verstärken. Zusätzlich können diese elektrischen Vorgänge das nicht weit entfernte Nervengewebe beeinträchtigen und zu verschiedenen Symptomen führen (vgl. Tabelle 5 im Anhang).

Organische Quecksilberverbindungen. Mikroorganismen können anorganisches Quecksilber in hochgiftiges Methyl- und Ethyl-Quecksilber umwandeln. Methyl-Quecksilber wird in der Nahrungskette angereichert und findet sich in Fischen, besonders in den in der Nahrungskette weiter oben stehenden Raubfischen (Hai, Thunfisch, Hecht, manche Wale). Auf dem Weg vom Meerwasser bis zu den Raubfischen steigert sich die Quecksilberkonzentration bis zum 25000000-fachen. Diese Form des Quecksilbers wird vom menschlichen Körper zu 95% aufgenommen. Es ist sehr gut gehirngängig.

Organische Quecksilberverbindungen

Auch die Keime der Mund- und Darmflora können Quecksilber methylieren {8, 9}. Diese Form des Quecksilbers ist besonders gut fettlöslich und kann deshalb biologische Membranen wie die Blut-Hirn- und die Plazentaschranke leicht passieren. Die Giftwirkung betrifft insbesondere das Nervensystem (siehe Symptome ab Seite 40).

Im Blut wird Methyl-Quecksilber zu 90% an rote Blutkörperchen (Erythrozyten) gebunden und bleibt dort für etwa 70 Tage nachweisbar. Danach sammelt es sich im Gehirn, daneben bevorzugt in der Leber, den Nieren und in den Geweben des Immunsystems an. Über die Leber findet die Hauptausscheidung statt – zu 90% über die Galle und den Darm, zu zehn Prozent über die Nieren. Das meiste über die Galle ausgeschiedene Quecksilber wird im Darm wieder resorbiert (entero-hepatischer Kreislauf), wenn nicht Substanzen anwesend sind, die es im Darm unumkehrbar binden können (siehe Kapitel Entgiftung ab Seite 83).

Verstärkte Quecksilberfreisetzung

In der folgenden Auflistung sind die Faktoren aufgeführt, die eine Freisetzung von Quecksilber verstärken. Nach 10 Jahren finden sich in Amalgamfüllungen nur noch 50% des ursprünglich vorhandenen Quecksilbers {10}. Dadurch wird die Füllung kleiner, und es entstehen Randspalten, in denen sich Bakterien festsetzen können. Deshalb werden alte Amalgamfüllungen von Zeit zu Zeit erneuert.

Die Freisetzung von Quecksilber aus Amalgam wird verstärkt durch:
▷Einlegen, Ausbohren, Polieren der Füllungen
▷Kauen, Zähneknirschen
▷heiße oder saure Getränke und Speisen (Essig, saure Früchte, Cola, Kaffee usw.)
▷Zucker und zuckerhaltige Nahrung (Zucker wird innerhalb von 5 Minuten durch Bakterien in Säure umgewandelt)
▷Zähneputzen, fluorid- und schleifmittelhaltige Zahncremes
▷andere Metalle im Mund (Goldlegierungen, Brücken, unterschiedliche Amalgame usw.)
▷elektromagnetische Strahlung (z.B. Bildschirme, Mobiltelefone usw.)
▷Rauchen (es entstehen Säuren und reaktive Verbindungen)

Wissenschaftliche Belege

Viele wissenschaftliche Untersuchungen sprechen beim Thema Amalgam eine deutliche Sprache.

Die Freisetzung von Amalgam und die Speicherung in den Organen wurde inzwischen in zahllosen Studien belegt. Für den wissenschaftlich interessierten Leser sei auf Übersichtsarbeiten verwiesen {16–18}. Einige Beispiele:
▷ Nachdem Patienten 15 Minuten Kaugummi kauten, war die Konzentration von Quecksilberdampf im Atem nur bei den Patienten mit Amalgamfüllungen signifikant (d.h. statistisch abgesichert) um das 4- bis 17-fache erhöht {2}.
▷ Unter Nieren- und Gehirnproben von 34 Leichen (29 Amalgamträger, 5 Amalgam-frei) wiesen die Organe der Amalgamträger mehr Quecksilber auf als die der Amalgam-freien {19}.
▷ Hohe Abhängigkeit der Quecksilber-Konzentration im Gehirn von der Anzahl der Amalgamfüllungen an 87 Leichen {20}.
▷ Affen mit und ohne Amalgamfüllungen: Nach einem Jahr wurden hohe Quecksilbermengen in wichtigen Nervenknoten und Gehirnbereichen (Spinalganglien, Hypophyse, Hirnstamm), in Nebennieren, Leber, Nieren, Lungen und Lymphknoten nachgewiesen. Die Organe der Affen ohne Amalgamfüllungen enthielten kein Quecksilber {21}.

▷ Mikroflora in Mund und Darm bei Affen, denen Amalgamfüllungen gelegt wurden: Zehn Tage nach dem Legen der Füllungen waren die Bakterien resistent gegen Quecksilber, indem es ihnen gelang, das anorgansiche Quecksilber in flüchtiges und fettlösliches organisches Quecksilber umzuwandeln {23}.
▷ Beobachten der Quecksilber-Deponierung in den Organen bei vorsichtigem, dem Stand der Kunst entsprechendem Einlegen der Amalgamfüllungen bei Schafen {13}: im verwendeten Amalgam wurde das Quecksilber radioaktiv markiert, sodass die Verteilung mit einer Spezialkamera (Gammakamera) beobachtet werden konnte. Nach 4 Wochen fanden sich hohe Mengen in Lunge, Darm und Kiefer und später in Nieren, Leber, Gehirn, Hypophyse, Schilddrüse, Nebennieren, Bauchspeicheldrüsen und Eierstöcken, bei normalen Blut- und Urinspiegeln (vgl. Tabelle 2 im Anhang). Blut- und Urinuntersuchungen geben keinen Anhaltspunkt für die Quecksilberbelastung, denn das Schwermetall verschwindet ins Gewebe und lagert sich dort ab.
▷ Das Wiederholen dieser Versuchsanordnung bei Affen führte zum selben Ergebnis {14}.
▷ Dieselbe Versuchsanordnung bei trächtigen Schafen: Mütterliches wie fetales Gewebe lagerte bereits nach wenigen Tagen Quecksilber ein. Der Quecksilber-Gehalt der Feten nahm während der Schwangerschaft kontinuierlich zu. Nach der Geburt setzte sich die Quecksilberanreicherung durchs Säugen fort {15}.

Die genannten Studien wurden in wissenschaftlich anerkannten Fachorganen veröffentlicht, deren Redaktion höchsten Wert auf fundierte wissenschaftliche Beweisführung legen. Ein Beitrag, der dagegen die Unschädlichkeit des Amalgams belegen könnte, ist in keinem dieser Journale veröffentlicht.

Die FDA (Food and Drug Administraion – amerikanische Behörde, die die Zulassung von Nahrungs- und Arzneimitteln überwacht) reagierte 1991 auf die auf der vorigen Seite genannten und andere Studien, die sich mit den biologischen Wirkungen der Quecksilber-Freisetzung befassten, merkwürdig: Amalgam wurde nicht in die Klasse III eingeordnet und daher wurde auch nicht der Unbedenklichkeitsnachweis, den die Hersteller ansonsten erbringen müssten, erforderlich.*

Weitere Studienergebnisse:

▷ Studie an Affen mit Amalgamfüllungen: Selbst ein Jahr nach Entfernen waren die Quecksilber-Konzentrationen in Gehirn, Rückenmark und Niere weiter angestiegen, in der Leber abgefallen (bisher unveröffentlicht – vermutlich aus politischen Gründen). Diese Studienergebnisse bedeuten, dass einmal aufgenommenes Quecksilber im Gehirn verbleibt.

▷ Quecksilber-Gehalt verschiedener Organe von abgetriebenen Feten und von verstorbenen Säuglingen und Kleinkindern, von denen die meisten dem plötzlichen Kindstot erlegen waren (SID= Sudden Infant Death) {12}. Der Quecksilber-Gehalt der Nieren, der Leber und des Gehirns stimmte auffällig mit der Anzahl der mütterlichen Amalgamfüllungen überein (die Studie spricht von signifikanter Korrelation). Es wurden insgesamt sehr hohe Quecksilber-Konzentrationen wie bei langjähriger Amalgambelastung gefunden. Keine dieser Mütter war jedoch beruflich Quecksilber ausgesetzt oder hatte einen überdurchschnittlichen Fischkonsum.

▷ Die Quecksilbermengen im Stuhl bei Amalgamträgern lagen bis zu 100-fach höher als bei Personen ohne Amalgam {29}.

* Die FDA muss alle medizinischen und zahnmedizinischen Hilfmittel, die in den USA für die Verwendung beim Menschen vorgesehen sind, klassifizieren. Falls ein Material nicht klassifiziert ist, gilt es nicht als genehmigtes Zahnmaterial. Dentalamalgam wird auf der FDA-Liste aber nicht als Zahnersatzmaterial erwähnt. Die FDA klassifizierte nur die einzelnen Bestandteile des Amalgams, das Quecksilber und die Feilung, da die Hersteller kein bereits gemischtes Amalgam herstellen.

▷ Speichelproben von etwa 20000 Personen mit und ohne Amalgamfüllungen {11}: Je Versuchsteilnehmer sammelten sie Nüchternspeichel und Speichel nach 10-minütigem Kauen eines Kaugummis. Ergebnis: Im Mittel wird die Quecksilber-Konzentration beim Kauen von 26,8 auf 48,7 µg/l erhöht. 30 % der Probanden hatten Werte zwischen 40 und 300 µg Quecksilber pro Liter Speichel. Die gemessene Quecksilber-Menge hing direkt von der Anzahl der Füllungen ab. Aus der Höhe der freigesetzten Quecksilber-Menge, der Speichelfluss-Rate und der durchschnittlichen täglichen Nahrung errechneten die Wissenschaftler die tägliche Aufnahme. Bei 44% der Personen ist die tägliche Belastung sogar höher als der WHO-Grenzwert von 43 µg pro Tag. Die Hälfte von diesen überschreitet ihn um 50%. Bei 364 Personen wurde der Grenzwert um mehr als 300% überschritten! Nach der Trinkwasserverordnung darf nur 1µg Quecksilber pro Liter im Wasser sein. Nach dieser Verordnung dürfte der Großteil der Bevölkerung ihren Speichel nicht mehr schlucken!

▷ Zahnfleisch-Entzündungen sind neueren Studien zufolge ein Risikofaktor für schwere Krankheiten wie Schlaganfall und Herz-Kreislauferkrankungen sowie für niedriges Geburtsgewicht. Die Mundbakterien produzieren Schwefelwasserstoff und Methylthiol aus den Aminosäuren Cystein und Methionin. Mit freigesetztem anorganischem Quecksilber verbinden sich diese zu HgS (Zinnober), das zu rotbraunen „Amalgamtätowierungen" führt, und zu Methylthiol-Quecksilberchlorid und Dimethylthiol-Quecksilber. Alle diese Stoffe sind extrem giftig. Jeder mit Amalgamfüllungen und Zahnfleischerkrankungen ist täglich diesen hochgiftigen Produkten ausgesetzt. Schon in geringsten Dosierungen (weniger als 1 µmol) werden Zellschäden beobachtet {34}. Deswegen empfiehlt es sich, eine gute Mundpflege zu betreiben (vgl. auch die Hinweise auf Seite 76).

Weitere Quellen für Schwermetalle

Aus Krematorien werden bei der Verbrennung von Leichen erhebliche Mengen Quecksilber freigesetzt, die sich in der Umgebung niederschlagen. Ungefähr 11 kg Quecksilber werden pro Jahr von einem Krematorium freigesetzt, und die Grenzwerte der Abgase werden andauernd überschritten. Zahnarztpraxen sind eine Quelle für Quecksilber. Bis 1990 wurden in den alten Bundesländern bis zu 20 Tonnen Quecksilber pro Jahr ins Abwasser geleitet. Die seit 1991 vorgeschriebenen Amalgamabscheider sollen eine Minderung von 95% erbringen. Verseuchte Watteröllchen, gezogene Zähne und gebrauchte Amalgamkapseln werden dabei nicht erfasst. Quecksilber wird zudem freigesetzt bei der Herstellung von Glühlampen, Neonröhren, Radio- und Fernsehröhren, Thermometern und Barometern, Blutdruckmessgeräten, kommen in Farben und Leim vor und werden bei der Ledergerbung und als Holzschutzmittel eingesetzt. Impfstoffe (z.B. Hepatitis B und z.T. noch Tetanus, Diphtherie und FSME), die meist noch Formaldehyd und Aluminium enthalten, und manche Medikamente tragen zur Belastung bei. Es gibt noch etwa 24 Medikamente im Handel, die Quecksilber enthalten. Ein quecksilberhaltiges Desinfektionsmittel war bis vor kurzem im Handel. In einigen Haushalten sind immer noch Reste in Gebrauch. Durch großflächiges Desinfizieren der Haut kann es zu akuten Quecksilbervergiftungen mit Nierenversagen kommen. Vorsicht bei rot gefärbten Zahnprothesen-Kunststoffen: Der Farbstoff enthält Quecksilber, das freigesetzt wird.

Quecksilberbelastete reagieren viel schneller und stärker auf weitere, sie umgebende Umweltgifte.

Da sich die Wirkung einer Quecksilberbelastung in Kombination mit anderen Schadstoffen mulipliziert und biologisch die Gesamtbelastung betrachtet werden muss, schlagen bei Quecksilberbelasteten die anderen Umweltgifte, z.B. aus Abgasen (Cadmium), Pestiziden (DDT, Dioxine), Weichmachern, Trinkwasserzusätzen (Fluor und Aluminium), Farben (Zinn, TBT = Tri-Butyl-Zinn) usw. besonders stark zu Buche.

Durch die Kohleverbrennung werden ca. 5.000 t Quecksilber pro Jahr freigesetzt. Bei der Chlorherstellung entweichen pro Tonne ca. 200–300 g Hg, das sich in der Umwelt anreichert. Durch den Nahrungskreislauf bekommt der Mensch dieses giftige Schwermetall vermehrt geliefert, das sich auch bei ihm anreichert.

Biologische Wirkungen

Fast jede Krankheit, die wir kennen, kann durch eine Quecksilbervergiftung verursacht oder verstärkt werden. Quecksilber spielt bei nahezu allen chronischen Erkrankungen eine Rolle, und auch die anderen Schwermetalle aus Amalgam können eine Vielzahl von Beschwerden und Symptomen auslösen, die sich durch die unten beschriebenen einfachen biologischen Mechanismen erklären lassen. Es hängt von den individuellen Schutzmechanismen ab, ob eine Krankheit ausbricht oder nicht. Gerade weil zentrale Stoffwechselvorgänge gestört werden, ist die Liste der Beschwerden und Krankheiten sehr lang, abhängig von den ererbten Veranlagungen und der toxischen Gesamtsituation des Betroffenen. Die Symptome sind unspezifisch und es ist nicht leicht, eine Quecksilbervergiftung zu erkennen.

Die giftigen biologischen Wirkungen des Quecksilbers sind bei jedem Menschen gleich.

Proteinbindung und Enzymblockade

Ein zentraler, für die Giftigkeit des Quecksilbers maßgeblicher Mechanismus ist die starke Neigung des Schwermetalls, sich an Schwefel zu binden. Schwefel ist Bestandteil vieler Eiweiße (Proteine) im Körper. Die Proteine wiederum sind aus verschiedenen Aminosäuren aufgebaut. Jedes Eiweiß hat seine ganz bestimmte Aminosäuren-Zusammensetzung, wobei auch die Reihenfolge der einzelnen Bausteine wichtig ist. Die meisten Aminosäuren kann der menschliche Körper selbst herstellen, acht aber (bei Säuglingen zehn) müssen von außen über die Ernährung zugeführt werden und sind damit „essentiell". Drei Aminosäuren, die in den meisten Proteinen vorkommen, enthalten Schwefel (Cystin, Cystein, Methionin) als Sulfhydryl-Gruppen (chemisch: -SH) und Disulfid-Gruppen (chemisch: Rest-S-S-Rest).

Proteine spielen für alle Lebensvorgänge eine entscheidende Rolle. Sie sind z.B. der Hauptbestandteil von Enzymen, die man sich als emsige Arbeiter in der „Fabrik“ Zelle vorstellen muss. Ohne Enzyme gibt es kein Leben! Sie wandeln Zucker in Aminosäuren, Fette in Zucker (Glucose) und umgekehrt um. Sie erzeugen Energie (ATP), machen Stoffwechselgifte unschädlich und scheiden sie aus, produzieren Hormone und vieles mehr.

Quecksilber bindet sich an die Schwefelgruppen der Enzyme und blockiert sie damit. Es kann sich aber auch an andere Bestandteile binden (Carboxyl-, Phosphoryl-, Amino-Gruppen).

Die meisten Enzyme benötigen für ihre Funktion noch zusätzliche Moleküle, sog. Co-Faktoren, die beispielsweise lediglich aus einem Metall wie Selen oder Zink bestehen. Quecksilber kann diese Co-Faktoren von den Enzymen verdrängen und auch auf diesem Weg das Enzym funktionsunfähig machen. Dabei sind gerade auch solche Enzyme betroffen, die helfen sollen, Quecksilber unschädlich zu machen. Der Bedarf an den Spurenelementen erhöht sich aus diesem Grund. Quecksilber kann sich mit Selen so fest verbinden, sodass beides kaum noch ausgeschieden werden kann.

Durch die Bindung an Zellmembran-Kanalproteine (siehe Abbildung) hemmt Quecksilber (wie auch Aluminium, Blei und Kadmium) den Transport von Kalzium, Kalium und Natrium durch die Zellmembran, was die Zelle in ihrer Funktion beeinträchtigt oder tötet, beispielsweise wird die Na-K-ATPase unwiderruflich blockiert.

① Lipidmolekül
② Protein mit Kohlenhydratkette
③ Lipiddoppelschicht
④ hydrophob
⑤ hydrophil
⑥ peripheres Protein
⑦ integrales Protein mit „Tunnel“
⑧ integrales Protein

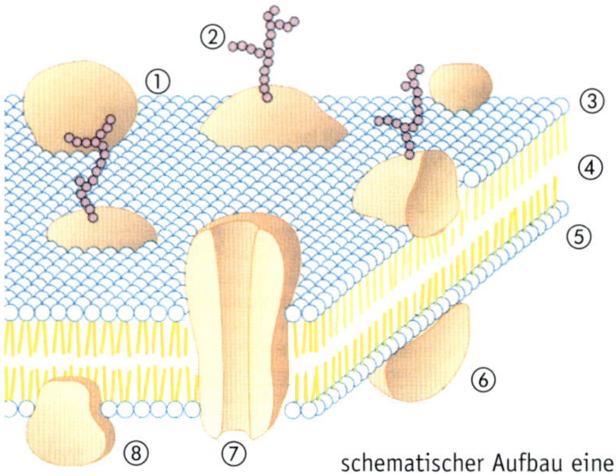

schematischer Aufbau einer Zellmembran

Verstärkte Radikalbildung

Eine weitere zellschädigende Quecksilbereigenschaft ist die Bildung sogenannter freier Radikale. Das sind Moleküle bzw. ihre Bruchstücke und Atome, die ein ungepaartes Elektron besitzen. Sie sind sehr kurzlebig und haben die Tendenz, anderen Stoffen ein Elektron zu entreißen und sie somit zu zerstören. Freie Radikale bilden sich auch natürlicherweise in unserem Körper und erfüllen wichtige Funkionen, beispielsweise im Immunsystem oder bei der Energieerzeugung in der Zelle. Die dabei entstehenden Radikale werden aber durch spezielle Enzyme unschädlich gemacht. Andere vor den aggressiven Radikalen schützende Substanzen werden Antioxidanzien genannt.

Wenn zu viele freie Radikale im Körper entstehen, hat dies fatale Auswirkungen: Sie können an allen menschlichen Geweben und Organen zu Schäden führen, spielen eine bedeutende Rolle bei Autoimmun-Krankheiten, Medikamenten-Nebenwirkungen, bei Schäden durch UV- oder radioaktive Strahlung, führen zu beschleunigtem Altern, zur Ausbildung von Herz- und Gefäßkrankheiten, Linsentrübungen, Krebs, Missbildungen, Lungenfibrose, Arthritis, Entzündungen usw.. Verstärkte Radikalbildung tritt überdies beim Rauchen und bei Ernährung mit raffinierten, mehrfach ungesättigten Pflanzenölen auf oder wenn man ektromagnetischen Feldern ausgesetzt ist.

Antioxidative Wirkung haben Vitamine (C, E, A, Beta-Carotin, B_1), Taurin, Coenzym Q_{10}, Flavonoide, Mineralien (Kupfer, Zink, Selen, Magnesium, Mangan, Germanium), Glutathion und manche Hormone (Melatonin).

Schädigung der Erbsubstanz (DNS)

Die Bestandteile der Erbsubstanz (DNS = Desoxyribo-Nuklein-Säure), in der die ganze Information des menschlichen Bauplans und Stoffwechsels abgespeichert ist, enthalten Stickstoffgruppen (N), mit denen Quecksilber reagieren kann. Die „Buchstaben" der DNS (inkl. mitochondriale DNS) sind fünf verschiedene Basen. Quecksilber bindet sich vor allem an die Basen Thymidin und Uracil, weniger an Adenosin, Guanin oder Cytosin. Auch über den Mechanismus der vermehrten Radikalbildung entstehen Schäden an der Erbinformation, die wiederum zu Krebs oder Zelltod führen können.

Resistenz gegenüber Antibiotika

Eines der Hauptprobleme der Medizin heute ist die zunehmende Resistenz von Bakterien gegen Antibiotika.

Es gibt krankmachende Bakterien, die mehrfach resistent sind. Menschen, die durch solche Bakterien krank sind, kann durch Antibiotika nicht mehr geholfen werden. Normalerweise wird die Antibiotikaresistenz durch den zu großzügigen Einsatz von Antibiotika ausgelöst. Amerikanische und kanadische Forscher haben nun herausgefunden, dass Bakterien bei Anwesenheit von Amalgamfüllungen auch gegen Quecksilber resistent werden. Diesen Studien zufolge werden sie damit gleichzeitig resistent gegen verschiedene Antibiotika {25}.
Eine neue Studie der ASM {51} bestätigt diese Wirkung von Amalgam auf die Mundflora des Menschen.

Schädigung des Immunsystems

In der äußeren Zellhülle befinden sich unzählige verschiedene Funktionseiweiße oder Zucker-Eiweiß-Verbindungen als Andockstationen für Hormone, Informationsübermittler ins Zellinnere oder „Schleusen" und auch als Erkennungsmarken für das Immunsystem, damit das Immunsystem die Zelle als „Freund" und nicht als körperfremd („Feind") erkennt. Quecksilber kann sich an diese Proteine binden und ihre Funktion zerstören. Dies kann zu Autoimmunerkrankungen führen, d.h. das Immunsystem erkennt eigene (auto = selbst) Zellen als Feinde und versucht sie zu zerstören. Quecksilber als Schadstoff wird allein nur selten vom Immunsystem angegriffen, da das Metall zu klein ist. Verbindet es sich aber mit Zellbestandteilen (wie Proteinen), so kann das Immunsystem die Verbindung als fremd erkennen (Haptenfunktion). Dabei wird aber oft nicht gezielt das Quecksilber-Eiweiß-Molekül, sondern die ganze Zelle angegriffen und zerstört. Übrigens spielt dabei auch Silber eine verursachende Rolle. Mit Quecksilber zusammen sind schon geringere Mengen weit unter den anerkannten Grenzwerten ausreichend, um Schäden auszulösen {73}. Das bedeutet, dass Patienten mit einer Autoimmunerkrankung nicht unbedingt eine messbare Erhöhung in den verschiendenen Körpergeweben haben müssen und somit entsprechende Test „normal" ausfallen können. Unter die Gruppe der Autoimmunkrankheiten fallen unter anderem die folgenden:

chronische Polyarthritis (die Gelenkinnenhaut wird angegriffen, klassisches Gelenkrheuma)
Basedow-Krankheit (Angriff auf die Rezeptoren der Schilddrüse, Schilddrüsen-Überfunktion)
Autoimmune Entzündung mit Unterfunktion der Schilddrüse
atrophische Magenschleimhautentzündung (die nicht auf übermäßiger Säureproduktion beruht, sondern zur Unterfunktion bestimmter Schleimhautzellen führt)
Glomerulonephritis (bestimmte Form der Nierenentzündung: Nierenbestandteile werden angegriffen oder Immunkomplexe lagern sich ab)
Diabetes Typ I (betrifft die Insulinbildung in den B-Zellen der „Langerhans-Inseln" in der Bauchspeicheldrüse)
entzündliche Darmkrankheiten wie Colitis ulcerosa (Darmwandbestandteile betroffen) und Morbus Crohn (Retikulin-Fasern der Darmwand betroffen) (Erstbeschreibung in den 20er Jahren)
Multiple Sklerose (Auflösung der Myelinscheiden der Nerven)
Guillain-Barré-Syndrom (meistens nach einer Infektion auftretende akute Nervenentzündung mit Lähmungen und Sensibilitätsverlust. Antikörper reagieren gegen Bestandteile des peripheren Nervensystems)
Gefäßerkrankungen (Vaskulitiden) und Muskelentzündung (Myositis) sowie weitere Erkrankungen (Myasthenia gravis, Lupus erythematodes, Sklerodermie)

■ Spezielle Untersuchungen können die mangelhafte Funktion verschiedener Bereiche des Immunsystems belegen. ■

Verschiedene Befindlichkeitsstörungen (Kopfweh, Depressionen, Angst, Migräne, verminderte Belastbarkeit), das Müdigkeitssyndrom (CFS), Fibromyalgie und andere Krankheiten wie ALS (siehe Seite 45) scheinen ebenfalls auf den durch Schwermetalle ausgelösten Autoimmunprozessen zu beruhen, die ihrerseits das gesamte menschliche Hormonsystem stören {22}.
Quecksilber kann auch in die Zellen des Immunsystems eindringen und dort zu einer Schwächung dieser Zellen führen.

Schädigung von Nervenzellen

Eine besonders heimtückische Eigenschaft des Quecksilbers besteht darin, dass es sich in den Nervenzellen anreichert. Diese hochspezialisierten Zellen besitzen vereinfacht einen Zellkörper mit der Erbinformation im Zellkern und einen Schlauch, das so genannte Axon, das zum Beispiel zu einer Muskelzelle führt. Dieser Schlauch kann über einen Meter lang sein. In den Axonen gibt es Strukturen (Tubulin, Actin), in denen aufgenommene Stoffe, z.B. Aminosäuren, Vitamine, Fette bis zum Nervenzellkörper transportiert werden. Andererseits müssen die in der Nähe des Zellkerns produzierten Überträgerstoffe (Neurotransmitter) über das Tubulin ans Ende des Axons gelangen, um dort die eigentliche Erregung, also den Befehl, zu übermitteln. Quecksilber lagert sich an diese Strukturen an und behindert sofort die Transportfähigkeit des Tubulins. In der Folge ist der Nerv daran gehindert, Nährsubstanzen aufzunehmen und seine Befehle weiter zu leiten. Die Behinderung des Transportes kann letztendlich auch den Nerv töten. Es konnte gezeigt werden, dass Quecksilber zu einer verminderten Aufnahme von Aminosäuren ins Gehirn, zu einer verminderten Ausscheidung von Stoffwechsel-Abbauprodukten und Giften, zur verminderten Aufnahme von Energieträgern, zu undichten Stellen in den Kapillarwänden u.a. führt.

Je nachdem, an welcher Stelle des Nervensystems die Übertragung blockiert ist, resultieren daraus unterschiedliche Symptome, die von der Depression über die Schüttellähmung bis hin zu Taubheitsgefühl und anderen Störungen reichen.

Quecksilberbelastete Menschen nehmen verstärkt andere Umweltgifte auf, denn das Quecksilber behindert die Zelle, sich gegen diese abzuschotten und lässt verstärkt den Zugang von Schwermetallen, Pestiziden und Formaldehyd in die Zelle zu. Dadurch können diese Gifte bei amalgambelasteten Menschen sich 30- bis 100-fach mehr anreichern, die Giftigkeit der Stoffe selbst wird bis zu 2500 Mal gesteigert.

Quecksilber kann darüber hinaus über die vermehrte Radikalbildung oder Auslösung von Autoimmunprozessen die den Nerv umhüllenden Myelinscheiden zerstören, sodass die nervale Erregung langsamer oder gar nicht mehr weitergeleitet wird. Eine neue Studie konnte zeigen, dass auch sehr niedrige Quecksilbermengen unterhalb der bekannten Grenzwerte ausreichen, das Nervensystem und damit das menschliche Verhalten zu beeinträchtigen {74}.

Krankheiten durch Amalgambelastung

Quecksilber ist ein besonderes Metall. Als Einziges ist es bei Raumtemperatur flüssig und verdampft leicht. Bezüglich der biologischen Wirkungsweise nimmt es eine Sonderstellung ein. Es schädigt die Lebensvorgänge bei allen Lebewesen schon bei geringsten Konzentrationen. Bei Quecksilber besteht nicht wie bei anderen Schwermetallen eine Dosis-Wirkungs-Beziehung.

Alzheimer-Krankheit

Für die überwiegende Zahl aller Fälle eines geistigen Abbaus (Demenz, Einschränkung bzw. Verlust aller Denkprozesse) ist derzeit die Alzheimer-Krankheit verantwortlich. Durchschnittlich tritt der Tod nach 10 Jahren ein. Die Ursache ist nach schulmedizinischer Meinung unbekannt; eine früher als Auslöser betrachtete Aluminiumbelastung spielt jedoch eher als Co-Faktor eine Rolle. Etwa 5% der Alzheimer-Fälle sind genetisch bedingt (Mutationen auf Chromosom 14, 19, 21). Bei der Krankheit lagern sich krankhafte Proteine im Gehirn ab (senile Plaque durch Beta-Amyloid).

Einige neuere Studien legen den Zusammenhang zwischen langjähriger Quecksilberbelastung und Alzheimer-Erkrankung nahe:
Untersuchung der Gehirne von Verstorbenen auf Spurenelemente: Verglichen wurden zwei Gruppen. Die eine fasste Menschen zusammen, die an Alzheimer gestorben waren, in der anderen befanden sich alle anderen Patienten. Der Quecksilberspiegel war im Gehirngewebe der Alzheimer-Patienten erhöht, und zwar bis zum Vierfachen in Hirnregionen, die bei der Alzheimerkrankheit degenerieren {32}. Aluminium wurde in zweifacher Konzentration gefunden, der Gehalt an Selen, Zink {33} und Vitamin B_{12} im Nervenwasser war dagegen erniedrigt.

Die Alzheimer-Krankheit wurde erstmals 1907 vom Breslauer Neurologen Alois Alzheimer beschrieben und tritt bevorzugt bei Frauen zwischen dem 55. und 65. Lebensjahr auf.

Belastung von Ratten mit Quecksilberdämpfen in einer Konzentration, die auch bei Amalgamträgern vorkommen kann. Die eintretenden Veränderungen entsprachen denjenigen bei der Alzheimer-Krankheit {34}. Die krankhaften feingeweblichen Veränderungen traten schon bei Quecksilber-Konzentrationen unterhalb der anerkannten Grenzwerte auf!

Die wichtigste therapeutische Maßnahme wäre die Vorbeugung dieser schweren Erkrankung. Es würde sich auch volkswirtschaftlich lohnen, Amalgam zu verbieten, um die Alzheimer-Erkrankung zu vermeiden. Die Krankheit kostet das Gesundheitssystem viel Geld und wird in den nächsten Jahren stark zunehmen.

Erhöhte Quecksilberspiegel im Blut von Alzheimer-Kranken gegenüber der Kontrollgruppe (zweifach erhöht). Bei der früh beginnenden Form der Alzheimer-Erkrankung waren die Quecksilberwerte sogar dreimal so hoch. Ein Zusammenhang zeigte sich zwischen dem Quecksilbergehalt im Blut und der Beta-Amyloid-Peptid-Konzentration im Gehirnwasser (Liquor). Dieses Produkt lagert sich bei Alzheimer-Kranken im Hirn ab {36}.

Zusammenhang zwischen der Anwesenheit bestimmter Transporteiweiße, Quecksilberbelastung und Erkrankungs-Häufigkeit an Alzheimer: Apolipoprotein E (kurz Apo E) ist ein Transportprotein, das Schadstoffe aus dem Gehirn entfernen kann. Es existieren 3 Untergruppen (Apo 2, 3, 4). Apo 2 besitzt zwei schwefelhaltige Gruppen, Apo 3 nur eine und Apo 4 keine. Die Schwefelgruppen binden Quecksilber und entfernen es so aus dem Gehirn. Menschen mit ausschließlich Apo 4 (keine Quecksilber-Eliminationsfähigkeit) erkranken am häufigsten an Alzheimer, Träger des Apo 2 fast gar nicht und Träger des Apo 3 nehmen in der Erkrankungshäufigkeit eine Mittelstellung ein.

Die Untersuchungen auf weitere Schwermetalle ergaben, dass die Anwesenheit von Blei, Kupfer und Zink die Giftigkeit von Quecksilber im Gehirn um ein Vielfaches steigert. **Deshalb ist eine zusätzliche Einnahme von Zink nur bei Menschen mit nachgewiesenem Mangel sinnvoll** {35}.

Dr. D. Klinghardt entwickelte ein Behandlungsschema für Patienten mit der Alzheimer-Erkrankung, um Quecksilber und Aluminium aus dem Gehirn zu entfernen {60}. Diese kann in einigen Fällen zu kompletten Heilungen führen, falls die Schäden nicht zu weit fortgeschritten sind. Nach den Erfahrungen einiger Therapeuten scheint auch bei der fortgeschrittenen Krankheit ein positiver Effekt der Ausleitungstherapie feststellbar zu sein. Da die Therapie noch sehr jung ist, liegen noch keine Langzeitergebnisse bei Alzheimer-Kranken vor (siehe Behandlungsteil).

Eine weitere Studie aus dem Jahr 2001 zeigt, dass nur Quecksilber (nicht andere Metallle wie Blei, Cadmium, Aluminium, Mangan usw.) das Aussprossen von Nervenzellen hemmt bzw. zu deren Degeneration und Absterben führt. Dies könnte auch mit einer verminderten Reparaturfähigkeit des Nervensystems nach oxidativen Schäden sowie mit einer verminderten Lernfähigkeit einhergehen {45}.

Quecksilber scheint außer bei Alzheimer auch bei anderen neurodegenerativen Erkrankungen (wie z.B. Parkinson) eine wichtige Rolle zu spielen.

Multiple Sklerose

Die Encephalitis disseminata (=ED) oder Multiple Sklerose (=MS) wurde erstmals 1868 von Charcot beschrieben, parallel zum Durchbruch des Amalgams als Zahnfüllungsmaterial. Bei dieser chronisch entzündlichen Krankheit werden die fettreichen, als Isolatoren fungierenden Myelinscheiden des Zentralen Nerven-Systems (=ZNS) abgebaut. Es kommt zu Gefühlsstörungen der Glieder bis zur Taubheit, zu Lähmungen und evtl. durch Zerstörung des Sehnervs zur Erblindung. Bei einem Drittel der Patienten verläuft die Krankheit eher gutartig, häufig sind auch Krankheitsschübe.

Die Krankheit tritt hauptsächlich bei Weißen und mit wachsendem Abstand zum Äquator häufiger auf. Es gibt aber auch Ausnahmen dieser Regel. In Japan (seit 1985 kein Amalgameinsatz mehr) und Sibirien (Amalgam seit den 80-er Jahren verboten) ist die Krankheit sehr selten. Es ist bekannt, dass eingewanderte Völker, wie in Amerika die schwarze Bevölkerung, einen erhöhten Konsum der industriell veränderten Nahrungsmittel (Zucker, Weißmehl usw.) haben. Dies führt zu verstärkter Karies und schließlich zu Amalgamfüllungen. In Australien ist dies ähnlich. Die Ureinwohner behielten ihre traditionelle Ernährung bei. Sie haben nur sehr selten MS. Weiße Australier aber leben hauptsächlich von industriell veränderten Nahrungsmitteln. Sie haben übrigens eine der höchsten MS-Häufigkeiten der Welt. Auch in Europa gibt es Unterschiede. Die Schweizer haben ein erhöhtes Risiko gegenüber den Deutschen. Dort kommt die Krankenversicherung nicht für Zahnbehandlungen auf, die zudem teurer als bei ihren Nachbarn sind, weswegen viele Schweizer auf das billige Amalgam zurückgreifen. In der

Schwarze Völker in Afrika bekommen praktisch keine MS, sofern sie noch ihre traditionelle Ernährungsweise beibehalten. In Amerika hat die schwarze Bevölkerung aber sogar dreimal häufiger MS als weiße Amerikaner, die selbst eine hohe MS-Inzidenz (Anzahl der Neuerkrankungen pro Jahr in einem Land) aufweisen.

Schweiz propagieren die Zahnärzteverbände Amalgam stärker als in Deutschland, wo sich doch schon eine Anzahl vom Amalgam verabschiedet hat.

MS ist eine Autoimmunkrankheit, die Antikörper gegen die Umhüllungen der Nerven (Myelin) entwickelt. Die Schulmedizin behandelt darum MS mit Medikamten, die das Immunsystem schwächen oder ändern.

Personen, die bis zum 16. Lebensjahr in einem Land mit niedrigerem MS-Risiko gelebt haben, bekommen keine MS, wenn sie in ein Land mit höherer Häufigkeit umziehen. Umgekehrt bekommen Menschen, die von einem Land mit hoher MS-Wahrscheinlichkeit in eines mit niederer ziehen, trotzdem häufiger MS. Die im Folgenden aufgeführten Studien zeigen, welche Mechanismen die Autoimmunreaktion auslösen können.

Die Häufigkeit von MS ist mit der Häufigkeit von Karies verbunden {36, 37}. Kinder erwerben eine Anlage für MS in dem Alter, in dem sie zuerst Amalgam ausgesetzt wurden.

MS wurde mit einer niedrigen Selenkonzentration des Bodens in Verbindung gebracht, da Selen Bestandteil des Enzyms Glutathionperoxidase ist. Diese ist in der Leber an der Erzeugung von ungesättigten Fettsäuren beteiligt. Selenmangel, zusammen mit einer Quecksilber-Beinflussung (Quecksilber-Exposition) im Kindesalter, kann zu gestörter Fettsäuresynthese und somit zu gestörter Myelinsynthese führen. Außerdem zerstören die vermehrt auftretenden freien Radikale diese Fettsäuren des Myelins, was zu einem vermehrten Abbau führt {16}. Es werden Bestandteile freigesetzt, die vom eigenen Immunsystem im Sinne einer Autoimmunreaktion angegriffen werden. Manche MS-Epidemien traten nach akuter Exposition mit Quecksilber-Dampf auf.

Im Gehirnwasser (Liquor) von MS-Patienten wurde eine 7,5-fach erhöhte Konzentration von Quecksilber gefunden {39}. In einer Analyse von sechs Studien aus Schweden, Dänemark, USA und Kanada berichten 76% von 113 MS-Patienten, die ihr Amalgam entfernen ließen, über eine Verbesserung der Beschwerden oder Heilung {40}.

Eine andere Studie zeigte, dass MS-Patienten, die sich nach Ausbruch ihrer Krankheit ihr Amalgam entfernen ließen, bedeutend weniger Depressionen, feindselige Aggressionen, psychotisches Verhalten und quälende Zwänge hatten als eine vergleichbare Gruppe von MS-Patienten mit Amalgamfüllungen {41}. Die gleichen Autoren fanden bei MS-Patienten nach Amalgamentfernung wesentlich bessere Blutwerte, weniger psy-

chische Probleme, MS-Symptome und Schübe {42}; auch die charakteristischen laborchemischen Veränderungen im Gehirnwasser normalisierten sich {76}.
Falls die Krankheit nicht zu weit fortgeschritten ist, so ist eine richtig durchgeführte Zahnsanierung in Kombination mit einer effektiven Entgiftungstherapie dringend zu empfehlen. Eine Reduzierung der Linolsäure-Aufnahme zugunsten der Linolensäure-Aufnahme (eine Omega-3-Fettsäure) setzt die Entzündungsaktivität herab. Unterstützend kann auch eine Ernährungsumstellung wirken (z.B. Evers-Diät) {77}. Allerdings ist dabei viel Geduld notwendig. MS-Patienten, die nie Amalgamfüllungen besaßen, hatten im Kindesalter wahrscheinlich andere Quellen für Quecksilber und andere Schwermetalle (zerbrochene Thermometer, hoher Fischkonsum, über die Mutter, usw.). Da die beschriebene Behandlung erst seit relativ kurzer Zeit in Deutschland angeboten wird, liegen noch keine verlässlichen Heilungserfolge vor.

Amyotrophe Lateralsklerose (ALS)

Auch diese Nervenkrankheit wurde 1877 von Charcot erstmals beschrieben. Bei ihr werden die Nervenzellen im Rückenmark und Gehirn zerstört, die für die Steuerung der Muskeln notwendig sind. Deshalb kommt es zu Lähmungen, die auch die Atemmuskulatur betreffen können. Die Patienten sterben im Mittel nach zwei Jahren. Die Fünfjahres-Überlebensrate beträgt 20%. Der körpereigene Botenstoff Glutamat wirkt bei ALS-Patienten giftig, weswegen bisher als einzige schulmedizinische Therapie ein Glutamathemmer (Rilutek®) gegeben wird, der die Überlebensrate um 3 Monate verlängert.
Es gibt einzelne genetisch bedingte Formen, bei denen ein zinkhaltiges Radikalfänger-Enzym (Superoxiddismutase) geschädigt ist. Quecksilber sowie andere Schwermetalle führen zu verstärkter Radikalbildung und hemmen die Enzyme. Im Gehirngewebe wurden bei ALS-Patienten höhere Quecksilber-Konzentrationen festgestellt {43}, und auch mehrere Fallberichte ergeben einen Zusammenhang zwischen Quecksilber-Exposition und ALS {16}. In Schweden wurde über eine Frau

■ Bei ALS wirkt der Botenstoff Glutamat giftig. Es ist bekannt, dass Quecksilber und andere Schwermetalle im Nervensystem die Giftigkeit von Glutamat erhöhen. ■

mit 34 Amalgamfüllungen und ALS berichtet. Nach Entfernung und Behandlung mit Selen und Vitamin E wurde sie völlig geheilt {44}. Vitamin E und Selen sind starke Radikalfänger. Noch stärkere Radikalfänger sind die weiter hinten beschriebenen OPC (= oligomere Procyanide, siehe Seite 111).

Schüttellähmung (Parkinson-Krankheit)

■ Bei 25% aller Parkinsonfälle kennt man die Ursache (Vergiftungen, Medikamente, Gehirnentzündung, Schläge auf den Kopf), in 75% der Fälle ist die Ursache unbekannt. Vereinzelte Berichte stellen einen Zusammenhang zwischen Quecksilber und anderen Schwermetallen und Parkinson her (vgl. S. 43). ■

Bei der Schüttellähmung werden Zellen der Substantia nigra (schwarze Substanz) im Gehirn zerstört, die den Botenstoff Dopamin produzieren. Dies führt zu Zittern, Steifigkeit und Bewegungsarmut sowie zu Symptomen wie Schwitzen, Blutdruckregulations-Störungen und psychischen Veränderungen. Die schulmedizinische Therapie besteht aus der medikamentösen Zufuhr von Dopamin und Stoffen, welche die Konzentration dieses Stoffes im Hirn erhöhen, und teilweise auch in chirurgischen Maßnahmen (Zerstörung bestimmter Gehirnareale).

Man findet in der Substantia nigra eine verstärkte Belastung mit freien Radikalen. Die Konzentration des vor Radikalen schützenden Glutathions ist dort vermindert, und zwar schon in einer frühen Phase der Krankheit, bei der noch keine Symptome sichtbar sind {46,47}.

In der höchstangesehenen Zeitschrift „Neurology" erschien eine Studie, die zeigt, dass Parkinsonkranke vor Auftreten ihrer Krankheit ein bedeutend höhere Anzahl an Amalgamfüllungen hatten, als Gesunde. Zudem wurde ein Zusammenhang zwischen der Erkrankung und Pestiziden und Holzschutzmitteln gefunden, der nahelegt, dass es sich auch bei Parkinson um eine umweltbedingte Krankheit handelt {73}.

Chronische Schmerzen

■ Chronischen Schmerzpatienten kann eine effektive Schwermetallausleitung erfolgreich helfen. ■

Dr. Klinghardt, der lange Jahre eine Schmerzklinik in Santa Fe (USA) geleitet hat, konnte bei fast allen Patienten mit chronischen Schmerzen (nicht zu verwechseln mit akuten Schmerzen) eine Quecksilberbelastung nachweisen. Die Ausatemluft wies bei diesen Patienten eine erheblich höhere Quecksilberkonzentration auf als bei Menschen, die keine chronischen Schmerzen haben. Auch bei schmerzgeplagten Menschen ohne Amalgamfüllungen lies sich eine erhöhte Quecksilber-Konzentration in der Ausatemluft nachweisen!

Kopfschmerzen, Migräne

Bisher konnte keine plausible Erklärung für diese Beschwerden gefunden werden. Man nimmt bei der Migräne einen Entzündungsprozess von Gefäßen im Gehirn an, der durch den Trigeminus- und Vagusnerv verursacht wird. Im Verlauf dieses Prozesses stellen sich die Gefäße zunächst übermäßig weit und dann sehr eng. Hierbei sind bestimmte Botenstoffe (z.B. Serotonin) beteiligt, weswegen zur Behandlung Gegenspieler des Serotonins (Ergotamin-Abkömmlinge) wie auch serotoninähnliche Medikamente (Triptane als Serotonin-Ersatz, z.B. Sumatriptan) gegeben werden. Quecksilber-Ablagerungen im Bindegewebe von Blutgefäßen und im Bereich der Trigeminus- und Vagusnerven könnten für die Symptomatik verantwortlich sein. Das in den Nervenzellen selbst abgelagerte Quecksilber verursacht nicht die Symptomatik, weshalb auch ohne entsprechende Entgiftung des ZNS die Schmerzen verschwinden können.

■ Vollständige und dauerhafte Heilungen nach Amalgamentfernung und Schwermetall-Entgiftungstherapien wurden in etlichen Fällen beschrieben. ■

Neuropathien, Neuralgien, „Ischiasschmerzen"

Bei Patienten, bei denen keine anderen Ursachen für Neuropathien gefunden werden können (wie schlecht eingestellte Zuckerkrankheit, Alkoholmissbrauch, Vergiftungen mit Blei oder Lösungsmitteln, Entzündungen, Vitaminmangel), sollte die Möglichkeit einer Quecksilberbelastung bedacht werden. Charakteristisch hierfür ist die Kombination aus brennenden Schmerzen mit Taubheitsgefühl. Viele Schmerzzustände im Kreuz mit Ausstrahlung in das Ischiasgebiet werden fälschlicherweise auf eine Einklemmung der Nervenwurzel zurückgeführt. Die Schmerzcharakteristik bei Einklemmungen ist aber anders. Typisch sind stechende, blitzartig einschießende Schmerzen, die von den meisten als elektrisierend empfunden

■ Manche unklaren Funktionsverschlechterungen von Nerven, die mit Taubheitsgefühl, Missempfindungen, Lähmungen und Schmerzen einher gehen, können durch Quecksilber ausgelöst werden. ■

werden. Nervenschmerzen, die durch Quecksilberablagerungen an den Nervenwurzeln und Spinalganglien verursacht werden, sind dagegen brennend, länger anhaltend und mit Taubheitsgefühl verbunden. Gute Therapieergebnisse sind mit einer Schwermetallausleitung zu erwarten. Bei Neuropathien hat sich zusätzlich die Kombinationsgabe von 600 mg alpha-Liponsäure (Thioctacid) und hochdosierter Pantothensäure bewährt.

Unwillkürliche Zuckungen der Gesichtsmuskulatur, Lidkrampf

Beim Lidkrampf ist die Dopaminkonzentration in bestimmten Gehirnbereichen vermindert.

Diese Krankheiten gehen wahrscheinlich mit einem Ungleichgewicht von Botenstoffen (Neurotransmittern) im Gehirn einher. Quecksilber könnte bei den nicht genetisch verursachten Formen eine Rolle spielen. Für die Schulmedizin ist auch diese Krankheit ursächlich unheilbar. Die einzige symptomatische Therapie dieser Krankheit besteht darin, das Gift des Bakteriums Clostridium botulinum (Botulinustoxin) in die Muskeln zu spritzen, die dadurch für etwa 3 Monate gelähmt werden.
In einem Fall wurde ein Lidkrampf, der etwa 10 Jahre bestand, durch Entgiftungstherapie innerhalb von 4 Monaten fast vollständig und nach eineinhalb Jahren vollständig geheilt.

Psychiatrische oder psychosomatische Krankheiten

Selbst noch so geringe Quecksilber-Belastungen können Menschen zu anderen Personen machen.

Persönlichkeitsstörungen als Folge einer Quecksilberbelastung werden vielfach verkannt. Betroffene werden allmählich menschenscheu, kapseln sich ab, schämen sich, sind sehr schüchtern, werden depressiv, schreckhaft und stimmungslabil. Dazu kommen Reizbarkeit, Wutausbrüche bei kleinen Anlässen, Aggressivität und Ängstlichkeit. Der Betroffene versteht sein Verhalten selbst nicht und ist von großen Selbstzweifeln befallen. Bei einer Entgiftungstherapie ändert sich die Persönlichkeit eines Menschen beachtlich. Die meisten sind liebevoller, friedlicher, angenehmer und intelligenter, wenn die Metalle aus dem Gehirn entfernt wurden, die dort nicht hingehören. Leider stempeln die meisten Ärzte Beschwerden von Amalgambelasteten nach erfolgloser Diagnostik als „psychisch oder psychosomatisch" bedingt ab. Durch die biologischen Wirkungen des Quecksilbers am Nervensystem, beispielsweise durch verminderte Freisetzung der Nervenüberträgerstoffe, lassen sich die meisten Symptome erklären. Eine Studie an Patienten, die sich wegen Depressionen in psychiatrischer Behandlung befanden, erbrachte eine Besserung bei 80% der Betroffenen nach einer Amalgamentfernung und -entgiftung {30}. DAUNDERER berichtete, dass in einer psychiatrischen Klinik in Aachen ein Drittel der Patienten nach Amalgamentfernung und -entgiftung entlassen werden konnte {31}. Eine neuere Studie konnte nachweisen, dass bereits kleinste Mengen an Quecksilber zu einer Verschlechterung kognitiver Fähigkeiten, also einer eingeschränkten Wahrnehmungsfähigkeit, führen können {74}.

■ Es sind unzählige Patienten bekannt, die in psychiatrische Kliniken überwiesen wurden, obwohl sie „nur" quecksilbervergiftet waren. ■

Erkrankungen der Sinnesorgane

Es wurde über eine Einschränkung des Gesichtsfeldes und schlechteres Dämmerungssehen berichtet. Im Tierversuch führte die tägliche Aufnahme von nur 20–40 µg Quecksilber zu einer Anreicherung in den Pigmentzellen, dem Ziliarkörper und der Netzhaut des Auges. Es wurden verminderte elektrische Potentiale der Stäbchen, die u.a. für das Hell-Dunkel-Sehen verantwortlich sind, beobachtet. Hohe Dosen von Quecksilberdampf führten zu Schäden an Innenohr und Riechschleimhaut.

Fibromyalgie

Fibromyalgie ist ein Schmerzsyndrom, das überwiegend Frauen im Alter zwischen 20 und 50 Jahren betrifft. Sie klagen über Schmerzen am ganzen Körper im Bereich von Muskeln, Bindegewebe und Knochen. Diagnostiziert wird das Syndrom durch eine charakteristische Druckschmerzhaftigkeit an mindestens 7 von 14 sogenannten Triggerpunkten*.

* Die Triggerpunkte sind verhärtete Stellen im Muskel- oder Zellgewebe, die bei Berührung schmerzhafte Reaktionen der irritierten Nerven auslösen können.

Fibromyalgie wird von vielen Ärzten als eine rein psychische Krankheit angesehen.

Schmerzverstärkend wirken Stress, Kälte, körperliche Überlastung und Ruhe. Typische Begleitsymptome sind Morgensteifigkeit, Gefühlsstörungen und Schwellungen der Hände, Abgeschlagenheit, Müdigkeit, Schlafstörungen, Kopfschmerz und Verdauungsbeschwerden. Es zeigen sich krankhafte Schlafmuster, und es wird ein Mangel an bestimmten Botenstoffen im Gehirn angenommen.

Die Hauptursache dieser Krankheit ist vermutlich eine Ablagerung von Quecksilber in Muskelfaszien (Gewebsschicht, die den Muskel umgibt), Sehnenansätzen und den Stellen, an denen der Muskel von Nerven versorgt wird, insbesondere an autonomen Nerven, die für die Reizweiterleitung an die Muskelspindeln verantwortlich sind. Zudem kann die Schwermetallvergiftung einen Boden schaffen, auf dem chronische Infektionen (u.a. Herpes-Virus 6) entstehen, welche die Fibromyalgie mitverursachen können. Durch eine effektive Quecksilber-Entgiftungstherapie konnte Dr. Klinghardt alle Patienten mit Fibromyalgie (über 1000) innerhalb von 4 Monaten vollständig heilen.

Chronisches Erschöpfungssyndrom (CFS)

Chronisch müde Menschen leiden an Energiemangel, der klare biochemische Ursachen hat. Solchen Menschen ist durch eine noch so gut gemeinte Psychotherapie natürlich nicht geholfen.

Unerklärliche chronische oder wiederkehrende Erschöpfungen von mindestens sechsmonatiger Dauer sind die Hauptcharakteristika des erst in jüngster Zeit beschriebenen chronischen Erschöpfungssyndroms (CFS = Chronic Fatigue Syndrome). Die hinzukommenden Symptome ähneln dem Amalgamsyndrom. Für die Diagnose müssen zum Hauptsymptom mindestens vier Symptome aus den in Tabelle 3 (siehe Anhang) aufgeführten Krankheitszeichen hinzukommen.

Das Durchschnittsalter für CFS beträgt 30 Jahre, Frauen sind öfter betroffen, 50–80% haben Allergien. Die meisten Forscher halten eine Virusinfektion für die Ursache. Bei CFS-Patienten mit Amalgamfüllungen wurden in Blutzellen erhöhte Mengen an Quecksilber gemessen. Außerdem wurde eine erhöhte Sensibilisierung von Lymphozyten gegenüber Quecksilber und Palladium und Gold gefunden. Quecksilber lagert sich an Enzyme der Atmungkette in den Mitochondrien an und behindert diese. Mitochondrien sind die Kraftwerke unserer Zellen und erzeugen Energie. Deshalb sollte zunächst eine Quecksilber-Entgiftungstherapie im Vordergrund stehen. Oft zeigen sich auch hier sekundär chronische Infektionen, so dass eine antiinfektiöse Therapie zusätzlich bessere Ergebnisse erzielt.

Multiple chemische Sensitivität (MCS)

Bei MCS entwickeln die Patienten eine Überempfindlichkeit gegenüber Chemikalien und Stoffen der täglichen Umwelt, die üblicherweise nur geringe Probleme bereiten. Hier ist Quecksilber oft entscheidend, da es die Einlagerung anderer Umweltgifte fördert und deren Ausscheidung behindert (vgl. S. 59). Zusätzlich spielen allergische Reaktionen eine Rolle. Die Therapie besteht in einer vorsichtigen Entfernung der Amalgamfüllungen und der Ausleitung von Quecksilber. Die Patienten vertragen oft nur wenige Medikamente, sodass diese nur unter Austestung und Vorsichtsmaßnahmen gegeben werden sollten.

■ Patienten mit MCS leiden meist an einer erblich bedingten Empfindlichkeit gegenüber Umweltgiften. ■

Rauchen und andere Süchte

Die Sucht nach Nikotin kann durch Amalgam ausgelöst und verstärkt werden. Die Theorie lautet, dass der Raucher mit Hilfe der Zigarette unbewusst versucht, das quecksilberbedingt niedrigere Niveau der Botenstoffe im Gehirn anzuheben und damit die Stimmung aufzuhellen. Neuerdings wird in manchen Ländern die Nikotinsucht medikamentös durch einen Stoff behandelt, der das Botenstoffniveau im Gehirn erhöht (Zyban®). Nach einmonatiger Einnahme ist ein Drittel der Raucher von ihrer Sucht geheilt. Nikotin setzt im Gehirn u.a. vermehrt Serotonin frei, aber auch andere Überträgerstoffe, die den Sympathikus* anregen (das wiederum verschlechtert die Durchblutung in verschiedenen Organen). Auch die weiteren, im Zigarettenrauch freigesetzten Giftstoffe werden vom Amalgam-belasteten Raucher besonders gut aufgenommen.

■ 30% der Raucher, die ihr Amalgam fachgerecht entfernen lassen und ihr im Körper eingelagertes Quecksilber gut ausleiten, verlieren anschließend allein dadurch ihre Nikotinsucht. ■

* Der Sympathikus regelt zusammen mit dem Parasympathikus die Vorgänge des vegetativen Nervensystems, wie Atmung, Blutkreislauf, Stoffwechsel u.a..

Auch bei der Sucht nach Alkohol spielen die Botenstoffe im Gehirn eine Rolle. Morphinsüchtige versuchen sich die auch natürlicherweise im Körper vorkommenden „Glücks"-Botenstoffe (Endorphine, Enzephaline u.a.) durch die Zufuhr von außen zu erhöhen. Selbst die Einnahme von Süßigkeiten erhöht kurzfristig Botenstoffe im Gehirn, die ein gutes Gefühl vermitteln. Dieser Mechanismus ist auch bei Kaffee bekannt. Auch in Nahrungsmitteln, die in der westlichen Welt weit verbreitet sind, kommen suchterzeugende Stoffe vor, die das Botenstoffniveau im Gehirn erhöhen können (siehe Ernährung). Allen Süchten ist gemeinsam, dass die positiven Effekte nur kurzfristig wirken und durch Gegenmaßnahmen des Organismus danach sogar erniedrigte Neurotransmitterkonzentrationen gemessen werden können. Dies verstärkt die Sucht und führt zur Abhängigkeit.

Empfindlichkeit gegenüber Elektrosmog

Das im Gehirn gespeicherte Quecksilber kann wahrscheinlich durch seine „Antennenfunktion" die Empfindlichkeit gegenüber elektromagnetischer Strahlung steigern. In diesem Zusammenhang wird in der gestressten Epiphyse (Zirbeldrüse) weniger Melatonin ausgeschüttet bzw. die Rhythmik der Ausschüttung wird gestört. Das Melatonin hat neben der Steuerung biologischer Rhythmen (Tag-Nacht, Jahreszeiten) die hervorragende Fähigkeit, Freie Radikale abzufangen, und zwar mehr als alle antioxidativen Vitamine zusammen. Es kann den Alterungsvorgang allein und zusammen mit dem von der Hypophyse erzeugten Wachstumshormon STH (= somatotropes Hormon) verzögern. In den USA wird Melatonin deshalb als Nahrungs-Ergänzungsmittel eingenommen, in Deutschland ist es zu diesem Zweck nicht zugelassen.

Technisch erzeugte elektrische Felder übersteigen die natürlicherweise im Gehirn erzeugten elektrischen Felder um ein Vielfaches.

Durch die explosionsartige Vermehrung von Sendern (Richtfunk, Radio-Fernseh-Satelliten-Mobilfunk, auch DECT-Haustelefone usw.) sind wir in jüngster Zeit immer massiver der Belastung elektromagnetischer Felder ausgesetzt. Besonders die gepulsten elektromagnetischen Wellen, die von Handys, Mobilfunksendern und mobilen Haustelefonen mit DECT-Standard ausgehen, sind schädlich. DECT-Haustelefonstationen und Mobilfunkstationen strahlen 24 Stunden am Tag gepulste Wellen ab, auch wenn nicht telefoniert wird. Über die Wirkungen dieser Felder auf den Menschen (und auf Tiere und Pflanzen) ist offiziell nur wenig bekannt. Es gibt keine wissenschaftliche Untersuchung, die die Langzeitunschädlichkeit dieser Felder beweist. Dagegen mehren sich kritische Stimmen, die in diesen Feldern eine Ursache für steigende Krebshäufigkeit, Missbildungen, Verhaltensstörungen, Schlafstörungen, Bluthochdruck u.v.m. bei Tieren und Menschen und dem Waldsterben sehen. Eine amerikanische Statistik zeigt beispielsweise, dass Leute, die Handys benutzen, viermal so häufig Gehirntumore (Glioblastome) bekommen, als solche, die keine Handys benutzen {60, 89}. Eine deutsche Studie ergab erhöhte Blutdruckwerte (um 5–10 mmHg) bei Menschen, die eine halbe Stunde pro Tag Feldern ausgesetzt waren, die denen von Mobilfunktelefonen entspricht {68}. Hirnströme, gemessen mit EEG, verändern sich nachweislich durch elektromagnetische Felder, wie sie noch in 300 m Entfernung von einem Mobilfunksender auftreten {69}. Australische Forscher beobachteten in einer zwei Jahre lang verheimlichten Studie an Tieren eine erhöhte Gehirnkrebsrate durch elektrische Felder.

■ Durch elektrische Felder nehmen die für die Gesundheit des Menschen unentbehrlichen REM-Phasen im Schlaf ab. ■

Mit Hilfe der Dunkelfeldmikroskopie wurden deutliche Blutveränderungen nach nur dreiminütigem Telefonat mit einem Handy nachgewiesen. Die roten Blutkörperchen klebten zusammen und nahmen Geldrollenform an. Die Gefahr von Thrombosen und Embolien und damit zu Infarkten und Schlaganfall wird durch dieses Zusammenhaften erhöht. Mittlerweile warnen selbst offizielle Stellen vor der von Handys und schnurlosen Telefonen ausgehenden Gefahr {78}.

■ Die im Gehirn abgelagerten, als „Antenne" wirkenden Metalle können zu einer kompletten Fehlregulation von Gehirnfunktionen (besonders der Hormonregulation der hypothalamisch-hypophysären Achse) führen. ■

Typische Symptome, die in der Nähe von Elektrogeräten, Hochspannungsleitungen, Funktelefonen, Computerbildschirmen, Fernsehgeräten, Neonröhren, Transformatoren usw. auftreten, sind Kopfschmerzen, Kopfdruck, Augendruck, Augenbrennen, Schlafstörungen, aber auch Müdigkeit und Neuralgien bis hin zu Bewusstlosigkeit. Außerdem können diese Symptome auch unter künstlichem Licht auftreten, dessen Farbspektrum vom natürlichen Sonnenlichtspektrum abweicht (z.B. herkömmliche Leuchtstoffröhren und Energiesparlampen). Ein Patient, der solche Symptome zeigt, leidet in den meisten Fällen unter einer chronischen Quecksilbervergiftung. Nach einer guten Entgiftungstherapie bessern sich diese Symptome.

Nierenfunktionstörungen

Die meisten Autoimmunreaktionen durch Quecksilber werden in der Niere beobachtet.

Seit 1995 dürfen in Deutschland bei Nierenkranken keine Amalgamfüllungen mehr gelegt werden. Bei akuten wie chronischen Vergiftungen mit Quecksilber wurden Schäden beobachtet, die bis zum akuten Nierenversagen mit Tod führen können. Eine Studie belegt deutlich die nierenschädigende Wirkung von Amalgam: Man legte Schafen 12 Amalgam-Füllungen, die Nierenfunktionswerte der Tiere wurden gemessen. Nach nur 60 Tagen fiel die Filtrationsleistung der Niere um über 55% ab! Bei den Schafen, denen man Zementfüllungen legte, wurden keine Nierenfunktionsstörungen gemessen {48}.
Bei Amalgamträgern dürften leichte Nierenfunktionstörungen die Regel sein. Die diagnostischen DMPS-Tests (siehe Seite 68) fallen dann negativ aus. Bei Missachtung dieser Mechanismen werden Quecksilberbelastete fälschlicherweise als gesund diagnostiziert. Viele Therapeuten scheitern an diesem Punkt.

Krankheiten des Herz-Kreislaufsystems

Bei Amalgambelasteten werden häufiger Abweichungen der Herzfrequenz und des -rhythmus festgestellt.

Tierversuche belegen, dass Quecksilber die Durchblutung in Herzkranzgefäßen und die Herzkraft mindert und die Muskelmasse in der Hauptschlagader erhöht. Bei Menschen findet man in der Regel geringere Werte für Blutfarbstoff und feste Blutbestandteile (Blutzellen). Gesunde, die täglich Fisch mit etwa 18 µg Methylquecksilber aßen, wiesen einen Zusammenhang zwischen dem Quecksilbergehalt der Nahrung und dem Cholesterinspiegel auf. Amalgamträger hatten einen um etwa 6 mmHg höher liegenden Blutdruck. Eine neuere Studie zeigte, dass jedes µg Quecksilber, das im Urin mehr ausgeschieden wurde, das Herzinfarktrisiko um 36% erhöhte {49}. Über eine vermehrte Radikalbildung und Verdrängung von Selen kann Quecksilber zu Arteriosklerose, ungünstigen Cholesterinspiegeln und Herzmuskelveränderungen beitragen. Bei ungeklärter Herzschwäche konnte eine 22000-fach erhöhte Hg-Menge im Herzgewebe gefunden werden {1}.

Krankheiten des Verdauungsystems

Der Hauptausscheidungsweg des Quecksilbers ist der Darm. Das Schwermetall lagert sich in der Darmwand an. Von dort kann es vom Darmnervensystem aufgenommen werden. Dieses Nervensystem ist von der Anzahl der Nervenzellen dem Rückenmark vergleichbar. Durch Störungen der Steuerungsmechanismen können Darmkrämpfe ausgelöst werden. Eine Enzymblockade behindert die Nährstoffaufnahme im Darm. Typische Beschwerden und Krankheiten sind: Blähungen, Neigung zu Bauchschmerzen und Übelkeit, chronische Darmentzündungen wie Colitis ulcerosa und Morbus Crohn, die durch Autoimmunprozesse ausgelöst werden.
Nach Dr. Klinghardt findet sich bei Diabetes Typ II (Altersdiabetes) in vielen Fällen auch eine Zinnvergiftung des Pankreas. Durch Elimination des Zinns können Verbesserungen erzielt werden. Zinn wird mit hohen Dosen an Vitamin C ausgeleitet.

■ Quecksilber beeinträchtigt die Darmflora mit einer Tendenz zur Pilzbesiedelung (Candida, Aspergillus). ■

Chronische Infektionen mit Pilzen und Erregern

Amalgamvergiftete leiden meist unter einem Hefepilzbefall des Darmes (vor allem Candida albicans). Pilze, ob Speisepilze oder mikroskopisch kleine Erreger, lagern Schwermetalle ein. Trotzdem setzt das Schwermetall der günstigen Darmflora wie z.B. Lactobacillus bifidus und acidophilus stark zu, sodass diese „guten“ Darmbakterien abnehmen. Pilze bilden leberbelastende Giftstoffe (auch Fuselalkohole), die daraus entstehenden Symptome sind Nährstoffmangel, Unterzuckerung, Müdigkeit, Blähungen, Frösteln, Schwindel, usw. Diese chronische Pilzbelastung kann den Erfolg einer gesunden Ernährung mit viel frischem Obst, Vollkornprodukten und Gemüsen zunichte machen. Trotzdem wäre es eine falsche Therapie, die Pilze mit dem Antipilzmedikament Nystatin zu töten, denn dadurch wird

■ Normalerweise sorgt eine funktionierende Darmflora dafür, dass Pilze in Schach gehalten werden. Ist diese gestört, können sich Pilze vermehren, zumal sie unempfindlicher gegen Schwermetalle sind. ■

Patienten mit chronischen viralen, bakteriellen, parasitären oder mykotischen Infektionen (z.B. chronische Borreliosen, Chlamydien etc.) erfahren nach einer konsequenten Quecksilber- bzw. Amalgamentgiftung verblüffende Besserung.

das in der Pilzwand gespeicherte Quecksilber frei und kann über den Darm aufgenommen werden. Viele unangenehme (Quecksilbervergiftungs-)Symptome bei einer Nystatintherapie lassen sich damit erklären. Es empfiehlt sich deshalb, eine modifizierte Pilztherapie anzuwenden: Das Nystatin wird nur zusammen mit der weiter unten beschriebenen Chlorella-Alge oder oralem DMPS (z.B. Dimaval®, vgl. auch Seite 90) eingenommen. Dabei wird das von den getöteten Hefepilzen frei werdende Quecksilber sofort von den gleichzeitig anwesenden Chlorella-Algen oder vom DMPS (das etwa noch zu 50% in den Darm kommt, der Rest wird aufgenommen) im Darm gebunden und über den Stuhlgang ausgeschieden.
Vorsichtig sollte man übrigens mit der Einnahme von Bierhefeprodukten (Saccharomyces cervisiae) sein, die von konventionell angebauten Bierzutaten (Gerste, Hopfen) stammen. Darin reichern sich die auf den Äckern ausgebrachten schwermetallhaltigen Chemikalien verstärkt an, besonders wenn mit Klärschlamm gedüngt wurde.

Frauenleiden und Schwangerschaft

Eine erhöhte Quecksilberbelastung ist mit einer Störungen der Fortpflanzung (einschließlich Geburtsdefekten) verbunden.

Elementares Quecksilber gelangt sehr rasch vom Blut über den Mutterkuchen in den Fetus. Auch Störungen der Regelblutung stehen in Beziehung zur Quecksilber-Exposition. Frauen, die in Zahnarztpraxen, Dentallabors usw. arbeiten und erhöhte Quecksilberspiegel aufwiesen, haben deutlich häufiger Fehlgeburten und Regelstörungen als andere, aber auch bei erhöhter Belastung des Vaters ist die Fehlgeburtenrate erhöht {54}.
Etwa 60% des in der Mutter vorhandenen Quecksilbers werden an den erstgeborenen Säugling weitergegeben. Eine Schwangerschaft ist somit eine „Entgiftungstherapie" zum Schaden des Kindes. Seit 1995 dürfen in Deutschland schwangeren Frauen keine Amalgamfüllungen mehr gelegt werden.
Bei Schwangeren mit Schwangerschaftsvergiftung (Eklampsie) oder HELLP-Syndrom wurden wesentlich höhere Quecksilbermengen sowie Blei-, Aluminium-, Kupfer- und Kadmiumwerte gefunden. Auch die Belastung mit Chemikalien wie PCP, DDT, PCB war erhöht {52}.

In einer Studie an 264 unfruchtbaren Patientinnen waren die Konzentrationen von Quecksilber und Kadmium deutlich erhöht. Auch bei Gebärmuttermyomen und Endometriose spielten Quecksilber und Kadmium eine Rolle. In der Gruppe der unfruchtbaren Frauen wurden nach Entfernen der Amalgamfüllungen und der Ausleitung mit DMPS (vgl. auch Seite 90), Selen und Zink 77% der Patientinnen innerhalb eines Jahres ohne zusätzliche Behandlung schwanger {50}.
Frauen mit Amalgamfüllungen berichten über mehr Probleme kurz vor Einsetzen der Regelblutung (PMS = prämenstruelles Syndrom). Von 12 Frauen mit diesem Syndrom wurden 9 durch eine Amalgamentfernung geheilt. Eine Quecksilber-Entgiftungstherapie zusammen mit der Zufuhr von Gamma-Linolensäure (enthalten in Nachtkerzenöl und Borretsch) bringt in etlichen Fällen dauerhafte Besserung.

■ Es konnte gezeigt werden, dass Quecksilber den Progesteronspiegel senkt und den Östrogenzyklus beeinflusst. ■

Tumorbildung

Quecksilber führt zu Schäden an der Erbsubstanz sowie zu einer verstärkten Bildung freier Radikale. Beides kann eine Tumorbildung auslösen. Verschiedene bösartige Geschwülste werden besonders häufig bei Menschen beobachtet, die beruflich Quecksilber ausgesetzt waren, beispielsweise der Hirntumor Glioblastom oder Schilddrüsenkrebs-Arten.

Wichtig!
Auch die anderen Bestandteile des Amalgams können zum Entstehen von Krankheiten beitragen. Besonders Allergien sind häufig. Es kann nicht oft genug betont werden: Die krankmachenden Wirkungen der Metalle im Amalgam potenzieren sich in ihrer Wirkung. Die wichtigsten Symptome sind in der Tabelle 3 (siehe Anhang) zusammengestellt.
Es gibt keine offiziellen Grenzwerte für mehrere Schadstoffe zusammen. Alle offiziellen Grenzwerte beruhen nur auf den Wirkungen *eines* Schadstoffes an einem erwachsenen, 70 kg schweren Menschen! Säuglinge und Kinder werden dabei nicht berücksichtigt.

Quecksilber- und Amalgamvergiftung

Es wird zwischen akuten und chronischen Vergiftungen unterschieden. Bei der Amalgamkrankheit tritt nur selten die akute Vergiftung auf (z.B. beim falschen Entfernen größerer Mengen von Amalgam). Deshalb wird darauf nur kurz eingegangen.

Akute Vergiftung

Akute Vergiftungen treten meist nur bei berufsbedingter Arbeit mit Quecksilber, zum Beispiel im Labor, auf. Ein zerbrochenes Quecksilber-Thermometer kann durch Einatmen der Dämpfe eine akute Vergiftung auslösen. Es sind auch Kinder betroffen, die mit ausgelaufenen Quecksilber-Thermometern gespielt haben.

Krankheitsbild: Speichelfluss, Mundschleimhautenzündung, akute Magen-Darmentzündung mit blutigen Durchfällen oder Verstopfung, Nierenschäden mit Gefahr des akuten Nierenversagens, Lähmungen, Seh- und Hörstörungen, Muskelkrämpfe und Tod.

Ganz wichtig in diesem Zusammenhang ist folgende Beobachtung: Wenn Ratten eine Menge von Quecksilber verabreicht wird, die nur 1% der Ratten tötet, kann dieselbe Menge bei gleichzeitiger Gabe einer nicht giftigen Menge von Blei alle Ratten töten. D.h. die Giftigkeit wird massiv erhöht bei zusätzlicher Gabe eines anderen Schwermetalls.

Chronische Vergiftungen

Wenn über längere Zeit kleine Mengen von Quecksilber aufgenommen werden und sich im Organismus anreichern, wie es z.B. bei den Amalgamträgern geschieht, findet eine schleichende, chronische Vergiftung statt. Für den Patienten, aber auch für die Zahnärzte und Ärzte ist der Zusammenhang oft kaum auszumachen. Zusätzlich können viele Symptome auch Ausdruck anderer Krankheiten sein. Charakteristisch für die chronischen Quecksilbervergiftungen sind das intervallartige Auftreten der Symptome: Mal geht es besser, mal schlechter. Und keine Behandlung bringt wirklich dauerhafte Besserung.
1867 beschrieb KUSSMAUL die charakteristischen Symptome bei chronischer Quecksilbervergiftung an Arbeitern der Spiegelbranche. Er wies auch nach, dass viele der Syphilis zugeschriebenen Symptome (vgl. Tabelle 4 im Anhang) erst durch deren Behandlung mit quecksilberhaltigen Medikamenten hervorgerufen wurden {26}.

Das Tückische an einer schleichenden Vergiftung ist, dass von Beginn der Vergiftung an auch zum Teil 15 und mehr Jahre vergehen können, bis sich die ersten Symptome zeigen.

Symptome bei chronischer Amalgambelastung

Viele Symptome der chronischen Quecksilbervergiftung ähneln denen eines Amalgamsyndroms. Amalgam besteht aber aus zusätzlichen Schwermetallen, die ihre eigene Wirkung besitzen und zu den Quecksilberwirkungen noch hinzu kommen. Silber, das zweithäufigste Schwermetall in Amalgam, wirkt nach neuesten Erkenntnissen stark auf das Immunsystem. Es ist in erster Linie für die Autoimmunerkrankungen und Allergien verantwortlich. Zinn, das in niedriger Dosierung ein essentielles Spurenelement ist, wirkt in höheren Dosen extrem nervenschädigend.

Symptome nach Dr. Daunderer

Symptome laut DR. MED. HABIL. MAX DAUNDERER (aus dem „Handbuch der Amalgamvergiftung") sind: Allergie, Hautekzem, allgemeine Schwäche, Herzrhythmusstörungen, Asthma, Hörstörungen, verwaschene Aussprache, Infektanfälligkeit, Aufbrausen, Kopfschmerzen, Migräne, Bauchschmerzen, Leberschaden, blauvioletter Saum an den Zahnhälsen, Lungenentzündung, hypochrome Blutarmut, Menschenscheu, niedriger Blutdruck, reduzierte Merkfähigkeit, Bronchitis, Metallgeschmack, Depressionen, Magenschmerzen, Zungenbrennen, Durchfälle (Colitis), Empfindungsstörungen, Missempfindungen, Mundzuckungen, Energielosigkeit, Nasennebenhöhlen-Entzündungen, Epilepsie, Nervosität, Ermüdung, Nierenschaden, Frösteln, Psychosen, gehetztes Tempo, Reizbarkeit, Gelenkschmerzen, Schilddrüsen-Überfunktion, Gewichtsverlust, Haarausfall, hartnäckiger Schnupfen, Schwindel, Trigeminus-Neuralgie, Schreckhaftigkeit, Unentschlossenheit, Schüchternheit, Wahnvorstellungen, Sehstörungen, Zittern an den Augenlidern, Speichelfluss, Stammeln, Stimmungsschwankungen, Zitterschrift.

Symptome bei amerikanischen Studenten

In den 80-er Jahren wurden junge (Durchschnittsalter: 23 Jahre), gesunde Studenten in den USA nach ihren Beschwerden befragt. Die Teilnehmer der einen Gruppe hatten keine Amalgamfüllungen (auch nicht früher), die andere durchschnittlich 10 Füllungen.
Ergebnis: Die Gruppe mit Amalgam hatten statistisch wesentlich häufiger die in Tabelle 5 (siehe Anhang) aufgeführten Symptome {28}.

Symptomverbesserung nach Amalgamentfernung

1991 wertete die Foundation Food Toxic Free Dentistry (FTFD, Stiftung für giftfreie Zahnheilkunde) Fallberichte von Nebenwirkungen des Amalgams aus, die von 762 Patienten bei der FDA* eingegangen waren. Sie ermittelten 440 Symptome vor der Amalgamentfernung. Sechs Monate nach der Amalgamentfernung waren bei allen Patienten {27}:

20% der Symptome vollständig beseitigt
74% der Symptome gebessert
5% der Symptome unverändert
1% der Symptome verschlimmert

Nach der zusätzlichen Auswertung von Fallberichten aus Schweden, Dänemark, Kanada und USA wurden bei 1569 Patienten aus 440 Symptomen die in der Tabelle 6 (siehe Anhang) angegeben am häufigsten gefunden.

Selbsttest: Haben Sie ein Amalgamproblem?

Schwedische Forscher haben eine Liste der Beschwerden, die üblicherweise bei Amalgambetroffenen gefunden werden, zusammengestellt und daraus einen Selbsttest entwickelt {28}. Manche Symptome sind mehrfach aufgelistet – mit verschiedenen Begriffen –, da sie nicht jeder mit denselben Worten beschreibt. Kreuzen Sie die am meisten zutreffenden Symptome in Tabelle 7 (siehe Anhang) an. Wenn über 80 der Symptome zutreffen, sind diese wahrscheinlich durch das Amalgam im Mund oder im Körper verursacht. Bei 40 kann der Verdacht nicht ausgeschlossen werden, wenn Sie zusätzlich an fünf der auf der folgenden Seite aufgeführten Symptome leiden:

Mit dem im Anhang aufgeführten Selbsttest können Sie herausfinden, ob Sie ein Amalgamproblem haben.

* Food and Drug Administration, regelt in USA die Zulassung von Nahrungs- und Arzneimitteln.

- ▷ Schmerzen oder Krämpfe im Kiefer
- ▷ starke Müdigkeit
- ▷ Schmerzen in Händen oder Füßen
- ▷ metallischer Geschmack im Mund
- ▷ starker, schneller Herzschlag nach geringer Anstrengung
- ▷ Zittern der Hände
- ▷ verminderte Muskelkraft
- ▷ Überempfindlichkeit gegenüber Kritik
- ▷ Schwindel
- ▷ unklares allgemeines Krankheitsgefühl.

Die einzelnen Symptome können durch viele andere Erkrankungen verursacht sein. Doch die Kombination von mehreren Symptomen ist für die Amalgamkrankheit typisch.

Diagnostische Möglichkeiten

Zuerst können folgende Fragen, die jeder für sich beantworten kann, wichtige Hinweise auf eine Quecksilberbelastung geben:

▷ Waren oder sind Amalgamfüllungen im Mund? Wie viele? In welchem Lebensjahr wurden sie zum ersten Mal gelegt (wichtig wegen der früher verwendeten Kupferamalgame, die verstärkt Quecksilber freisetzten). Sind oder waren noch andere Metalle im Mund?
▷ Essgewohnheiten (saure, süße Speisen, Kaugummi, wie oft Mahlzeiten)?
▷ Zähneknirschen?
▷ Amalgambelastung der Mutter?
▷ Sonstige Quellen (Medikamente, Impfungen, Desinfektionsmittel (Mercurochrom), quecksilberhaltige Salben und Cremes, die früher das Zahnen von Säuglingen erleichtern sollten)?

Um richtige Ergebnisse bei Analysen zu bekommen, müssen bestimmte Grundsätze beachtet werden.

Folgende wichtige Grundsätze für labortechnische Analysen von Körperflüssigkeiten und Ausscheidungen sollten beachtet werden: die Proben sollten schnellstmöglich luftdicht verschlossen und sofort auf minus 70°C tiefgefroren werden. Die Proben sind unmittelbar zu analysieren, denn Quecksilberdampf entweicht sogar aus verschlossenen Proberöhrchen. Deshalb werden in der Regel zu niedrige Werte gemessen!
Bakterien im Urin oder Stuhl können dort vorhandenes organisches und anorganisches Quecksilber in elementares Quecksilber verwandeln. Dieses verdampft dann bei Zimmertemperatur und verfälscht die Messwerte.

Blut-, Urin- und Gewebsanalysen

Die Blut- und Urinanalyse ist praktisch nur bei akuten Vergiftungen mit Quecksilber deutlich erhöht. Sie ist völlig ungeeignet, eine chronische Quecksilberbelastung, wie sie bei Amalgam-Trägern auftritt, zu messen. Dies wurde kürzlich erneut von PROF. DRASCH und Mitarbeitern des Instituts für Rechtsmedizin der Universität München bestätigt {79}.

Die Quecksilber-Konzentrationen im Blut steigen meist nur beim Legen oder Entfernen einer Amalgamfüllung an. Nach sechs Wochen bis sechs Monaten werden wieder „normale" Werte erreicht. Die roten Blutzellen haben eine Lebensdauer von maximal 120 Tagen, sodass bei der sogenannten Durchfluss-Zytometrie, die den Hg-Gehalt dieser Zellen misst, nur die Quecksilber-Belastung in diesem Zeitraum erfasst wird.
Auch im Urin werden meistens nur höhere Quecksilber-Konzentrationen beim Legen und Ausbohren von Amalgam gemessen, falls die Nieren nicht zu stark geschädigt sind. Quecksilber verbleibt jahrelang in vielen Organen. **Urinanalysen** ohne vorherige Mobilisation von Quecksilber sind deshalb nicht geeignet, den Quecksilber-Gehalt des Körpers abzuschätzen.
Untersucht werden kann auch die **Rückenmarks-/Gehirnflüssigkeit**. Quecksilber-Messungen können auch in Zahnwurzeln, gezogenen Zähnen, Zahnfleisch, Kieferknochensplittern und in Tumoren durchgeführt werden. Bösartige Tumoren zeigen eine erhöhte Quecksilber-Konzentration. Auch andere Metalle, wie Palladium, Gallium, Blei, Zinn, Silber, Kupfer, Kadmium usw. können nachgewiesen werden.
Haaranalysen können Hinweise auf Mineral- und Spurenelementmangel geben. Auch bei Vergiftungen werden sie angewendet. Organisches Quecksilber wird meist im Haar gefunden, anorganische Quecksilber-Ionen dagegen erscheinen praktisch nicht im Haar. Zur Messung der Körperbelastung mit Quecksilber sind Haaranalysen zu unsicher und deshalb ungeeignet. Für die Bestimmung des Mineralienhaushaltes sind sie eine wertvolle Hilfe. Je nach Labor können unterschiedliche Messwerte herauskommen. Am Besten ist es, das Haar vor der Analyse zu „schälen", um die Analyseergebnisse nicht durch von außen zugeführte Schadstoffe, die auch in Kosmetika enthalten sind, zu verfälschen. Vor der Haarentnahme dürfen diese natürlich nicht mit irgendwelchen Kosmetika behandelt sein.

Der Kaugummi-Test

Er zeigt nur, dass aus den Amalgamfüllungen Quecksilber freigesetzt wird. Da aber durch unzählige Studien dieser Sachverhalt schon längst bewiesen ist, kann man sich diesen Test und die Kosten sparen. Trotzdem sei er hier kurz erwähnt, da mit diesem Test auch andere giftige Metalle (Palladium, Iridium, Platin, Kupfer usw.) aus vorhandenen verdächtigen und in der Zusammensetzung unbekannten Metallfüllungen und Kronen nachgewiesen werden können:
Vor dem Test muss zunächst einmal Speichel im Mund gesammelt und in das erste Probenröhrchen gespuckt werden. Anschließend kaut man etwa zehn Minuten lang einen zuckerfreien Kaugummi sehr gründlich. Der Speichel, der dabei entsteht, wird dann ins Labor geschickt (Adressen siehe Anhang) und auf seinen Schwermetallgehalt untersucht. Die Ruhespeichelproben sollten Quecksilberkonzentrationen unter 5 µg/l aufweisen. Der Austausch der Füllungen ist anzuraten, wenn die zweite Speichelprobe den Ruhespeichel um 5 µg/l übersteigt. DAUNDERER ermittelte bei belasteten Personen Speichelwerte von bis zu 36530 µg/l Speichel.

Strommessungen

Unterschiedliche Metalle im Mund funktionieren wie eine Batterie: es fließt messbarer Strom.

Der Speichel ist aufgrund seiner Zusammensetzung eine elektrisch leitfähige Flüssigkeit. Metalle in den Zähnen sind von Speichel umspült. Amalgamfüllungen untereinander und noch mehr Füllungen mit unterschiedlichen Metallen (Amalgam, Gold) erzeugen deswegen eine elektrische Spannung wie bei einer Batterie. Es fließt ein elektrischer Strom, der das unedlere Metall zerstört. Durch den Strom können unangenehme Missempfindungen, aber über Fernwirkungen auch Regulationsstörungen im ganzen Körper ausgelöst werden. Die Ströme lassen sich mit handelsüblichen Ampèremetern messen. Allerdings kann der Strom beim Kauen und beim Essen von sauren und heißen Speisen um ein Vielfaches steigen, sodass Strommessungen bei offenem Mund meist zu niedrige Werte anzeigen. Es existieren auch keine Grenzwerte.

Allergietests

Außer einer Quecksilber-Vergiftung kann auch eine Allergie auf dieses Metall zu Symptomen führen. Durch ein Testpflaster (**Epikutantest**) versucht man, die Allergie zu diagnostizieren, obwohl bekannt ist, dass diese Methode nur eine Zuverlässigkeit von etwa 30 % besitzt.

Das Pflaster wird auf die Haut geklebt. Es enthält kleine Mengen unterschiedlicher Metalle oder sonstiger Zahnfüllmassen. Es ist empfehlenswert, jenes Material zu testen, das der Patient im Mund hat, und nicht die einzelnen Bestandteile. Normalerweise wird der Test nach 72 Stunden abgelesen. Untersuchungen haben gezeigt, dass manche Patienten aber erst nach 6–10 Tagen reagieren. Bei diesen testpositiven Patienten wurden die Zähne saniert. Danach waren sie sämtlich beschwerdefrei.

Nur bei positivem Testergebnis, also bei einer Allergie, nicht aber bei einer Vergiftung, zahlen die Krankenkassen das Auswechseln des Amalgams mit alternativen Materialien.

Bilden sich auf der Klebestelle Pusteln, Hautrötungen oder andere Reaktionen innerhalb einiger Tage, dann ist eine Allergie wahrscheinlich. Unabhängig von der 30%-igen Zuverlässigkeit des Tests zeigen Amalgamvergiftete nur in zehn Prozent der Fälle eine Reaktion. Das heißt, 90% der Vergifteten sind nicht *allergisch* auf Amalgam.

Beim **MELISA-Test** (= Memory-Lymphocyte-Immuno-Stimulation-Assay), einem immunologischen Verfahren, wird im Blut nach Gedächtniszellen gesucht, die gegen Quecksilber und andere Metalle reagieren. Jüngste Studien mit diesem Test zeigten, dass die meisten Menschen auf nahezu alle Metalle, die in den Körper eingebracht werden, allergisch reagieren {22}. Quecksilber führt die Liste an, Gold steht an dritter Stelle. Damit ist dieser wesentlich besser geeignet als der Hauttest. Weitere immunologische Testverfahren wie Durchfluss-Zytometrie, LTT (= Lymphozyten-Transformationstest), RAST-Test zum Nachweis von Antikörpern und LST (= Lymphozyten-Stimulationstest) haben noch keine große Bedeutung und sind von den Krankenkassen nicht anerkannt.

Röntgen und Tomografien

Die Kernspintomografie und die Computertomografie können indirekt über Resonanzphänomene schwermetallbedingte Stoffwechselstörungen des Gehirns nachweisen. Bei Amalgamschädigungen sind das in erster Linie die Großhirnrinde, die Hypophyse, und außerhalb des Gehirns der Zahn- und Kieferknochenbereich. Allerdings muss der Radiologe über genügend Erfahrung in diesem speziellen Verfahren verfügen.

Einige Radiologen und Umweltmediziner kennen sich auch in der Beurteilung von PET (= Positronen-Emmissionen-Tomographie) und SPECT (= Single Photon-Emissions-Computer-Tomographie)-Aufnahmen des Gehirns aus. Mit diesen lässt sich der Stoffwechsel bzw. die Durchblutung von einzelnen Gehirnarealen beurteilen, die bei Amalgam-Vergifteten charakteristisch gestört sein können.

■ Mit speziellen Röntgen- und Tomografieverfahren können belastete Stellen in Gehirn und Kiefer aufgespürt werden. ■

Weich aufgenommene Röntgenaufnahmen können die unter Amalgamfüllungen im Kiefer gelegenen Amalgamdepots abbilden. Vor der Amalgamsanierung sollte eine Panorama-Röntgen-Aufnahme des Kiefers angefertigt werden. Kundige Zahnärzte erkennen darauf Schwermetalldepots und Amalgamsplitter im Kiefer oder der Mundschleimhaut, gefüllte Zahnwurzeln, Zysten, Eiterherde und entzündliche Prozesse. Amalgam wurde auch als Wurzelfüllung gebraucht. Die Giftbelastung ist dann besonders groß, da direkter Kontakt zum Kiefer besteht. Grundsätzlich sollten wurzeltote Zähne entfernt werden. Es bilden sich durch abgestorbene Nerven und Gewebeteile giftige Zersetzungsprodukte (Leichengifte, Merkaptane usw.). Außerdem können sich in den kleinen Dentinkanälchen besonders kleine Bakterien (Nanobakterien) festsetzen, die vom körpereigenen Abwehrsystem nicht mehr erreicht werden und besonders giftige Stoffe produzieren.

Wurzeltote Zähne und die Gifte der Nanobakterien können durch den TOPAS®-Test, entwickelt durch Prof. Boyd Haley, gefunden werden (Laboradressen im Anhang, weitere Informationen unter www.altcorp.com).

Es existieren nur wenige objektive Tests, um beim Menschen eine Quecksilber-Vergiftung im zentralen Nervensystem (ZNS) nachzuweisen:
▷ Entnahme von Gehirn-/Rückenmarksgewebe (Biopsie) und feingewebliche Analyse.
▷ Neue Kernspintomografie (MRI)-Techniken, die eine typische Spektralemission von Quecksilber nachweisen.
▷ Spezielle Provokationstests, durch die latent vorhandene Krankheiten oder versteckte Quecksilberdepots aufgespürt werden können (siehe folgende Seiten).

Die Provokationstests (Mobilisationstests)

Im Verborgenen liegende Krankheiten und versteckte Quecksilbereinlagerungen können mit Provokationstests aktiviert werden.

In der Praxis werden meistens Provokationstests durchgeführt. Die meisten sind aber nicht in der Lage, die Quecksilberbelastung des ZNS (= Zentralen Nervensystems) abzuschätzen. Zudem ist der Körper bei Patienten mit einem Mineralstoff-Defizit (z.B. Kalzium, Kalium, Magnesium, Natrium) nicht imstande, die toxischen Schwermetalle nach Provokation auszuscheiden. Deshalb sollte vorher der Mineralhaushalt korrigiert werden.

Provokationstest mit Chelatbildnern

DMPS (= Dimercaptopropansulfonsäure) wurde in der ehemaligen UdSSR 1950–1951 entwickelt. Dort beobachtete man an Arbeitern der Erzgewinnung, dass sie aufgrund der chronischen Schwermetall-Belastung in jungen Jahren krank wurden und im Durchschnitt mit 30 Jahren starben. Durch die Entwicklung des DMPS, eines Gegengiftes (= Antidots) gegen die Schwermetalle, konnte bei regelmäßiger Einnahme dieses Medikaments die Lebenserwartung auf 50 Jahre gesteigert werden.
DMPS (Dimaval®, DMPS-Heyl® oder Mercuval®) ist ein Komplexbildner (sog. Chelatbildner, griech. chele = Zange). Es hat eine starke Anziehungskraft auf Schwermetalle und nimmt sie in die „Zange“. In den Körper eingebracht, kann es Schwermetalle, die sich außerhalb der Zellen aufhalten, binden und ausscheidungsfähig machen. Das Medikament kann gespritzt oder als Kapsel

eingenommen werden. Jeweils vor der Einnahme und unmittelbar danach wird der Urin, besser noch der Stuhl gesammelt und auf Quecksilber und andere Schwermetalle hin untersucht. Falls eine große Differenz zwischen der Quecksilberkonzentration vor und nach Einnahme von DMPS besteht, ist eine Belastung mit Quecksilber sehr wahrscheinlich (siehe auch Seite 90) .

Praktisch alle Chelatbildner (DMPS, DMSA, Dimercaprol), die Quecksilber binden, können die Blut-Hirn-Schranke nicht überwinden und kommen auch nicht in die Körperzellen hinein, um Schwermetalle herauszuholen. Schlecht durchblutete Gewebe (z.B. Gelenke) erreichen sie ebenfalls nicht. Der Test kann bei Personen, die ausschließlich eine Gehirnbelastung haben, negativ ausfallen. Da die Nierenfunktion von fast allen quecksilberbelasteten Menschen eingeschränkt ist, kann der Chelatkomplex mit Quecksilber nicht gut von der Niere ausgeschieden werden. Der Test reagiert also auch hier falsch negativ. Meist ist es auch so, dass zuerst andere vorhandene Schwermetalle (Zink, Kupfer, Arsen) gebunden werden, bevor nach mehreren Versuchen auch Quecksilber in den Ausscheidungen erscheint (nach Quecksilber werden – in dieser Reihenfolge – Blei, Eisen, Kadmium, Nickel und Chrom ausgeschwemmt). Bei Quecksilbervergiftungen werden praktisch immer hohe Kupferkonzentrationen in der Niere beobachtet. Obwohl evtl. hohe Zinkmengen ausgeschieden werden können, ist auch bei regelmäßiger Anwendung kein Zinkmangel zu erwarten.

Nebenwirkungen des DMPS: Bei sachgerechter Anwendung werden nur extrem selten Nebenwirkungen beobachtet. Meist stellen sich Symptome einer Quecksilber-Vergiftung ein bzw. werden dadurch verstärkt. Sie beruhen auf einer starken Freisetzung von Quecksilber aus den Depots. Werden andere Schwermetalle mobilisiert, so entstehen die Symptome eben dieser Schwermetalle. Symptome entstehen auch durch den Transport von an DMPS gebundenem Quecksilber vom Bindegewebe ins Blut und von dort in die Nieren und den Darm. In ganz seltenen Fällen kann eine Allergie gegenüber DMPS auftreten. Dann sollte das Medikament abgesetzt und auf andere gewechselt werden. Die Nebenwirkungen sind bei gleichzeitiger Gabe von Chlorella geringer.

■ Im Urin und Stuhlgang werden nach Gabe von DMPS hohe Konzentrationen der Schwermetalle gemessen, sofern die Nierenfunktion nicht eingeschränkt ist. ■

■ Je nach Menge der im Körper befindlichen Schwermetalle kann ihre Ausscheidungs-Reihenfolge auch anders ausfallen und z.B. bei sehr hoher Bleibelastung dieses Metall noch vor dem Quecksilber zur Ausscheidung kommen. ■

Modifizierter Mobilisationstest nach DAUNDERER {55} bzw. APOSHIAN {56}:
Bei diesem Test trinkt der Patient zusätzlich zur Gabe von DMPS so viel Flüssigkeit, dass eine bestimmte Harnmenge innerhalb eines definierten Zeitraums ausgeschieden wird. Der Test ist in den Therapiehinweisen im Anhang beschrieben.

Deutung der Quecksilber-Konzentrationen im Urin
Unter 50 µg ist eine Vergiftung unwahrscheinlich außer bei Belastung des ZNS oder bei Nierenfunktionsstörungen. Bei Multipler Sklerose können niedrige Konzentrationen gemessen werden (auch hier ist das ZNS mit Quecksilber belastet).
Im Bereich zwischen 50-300 µg ist eine Vergiftung wahrscheinlich. Über 300 µg sind die Patienten schwer krank.

Allgemeine **Grenzwerte im Stuhl** sind derzeit unbekannt. Durch den Vergleich der Quecksilberkonzentrationen vor und nach Provokation mit der Kombination von DMPS-Gabe (als Kapsel, damit eine Darmpassage erreicht wird) und Chlorella-Alge (mit Cilantro für ZNS, siehe folgende Seiten) kann auf Quecksilberdepots geschlossen werden. Es können Werte von über 4000 µg/kg im Stuhl auftreten. Die Stuhlpassagezeit muss berücksichtigt werden.

Die **anderen Chelatbildner** wie DMSA (=Dimercapto-succinic-acid, Dimercaptobernsteinsäure), EDTA und Dimercaprol sind weniger gut geeignet, da sie entweder zu wenig Quecksilber mobilisieren oder teilweise schwere Nebenwirkungen haben. Penicillamin kann zu einer intrazellulären Entgiftung führen, hat aber z.T. schwere Nebenwirkungen. DMSA spielt allerdings eine wichtige Rolle in der Spätphase einer Quecksilber-Entgiftungstherapie.
Um mit diesem Test das ZNS zu erfassen oder um eine Erhöhung der Quecksilberausscheidung zu erzielen, kann der klassische DMPS-Test mit dem unten beschriebenen Cilantro und Chlorella kombiniert werden.

Provokationstest nach Klinghardt/Williams

Mit dieser indirekten Methode kann der im Zentralnervensystem (= ZNS) gespeicherte Quecksilbergehalt abgeschätzt werden. Cilantro ist der spanische Name für Koriander. Neuerdings können Quecksilberdepots im Gehirn und anderen Körpergeweben auch direkt durch den Resonanztest nach OMURA getestet werden.

Indirekter Cilantro-Provokationstest

Frisches Korianderkraut (chinesische Petersilie, span.: Cilantro) kann Quecksilber und andere giftige Schwermetalle schnell aus dem ZNS mobilisieren {57}. Der Samen, den man als Gewürz nimmt, und getrocknetes Korianderkraut sind unwirksam. Ein bisher unbekannter, leicht flüchtiger und fettlöslicher Aromastoff des Korianderkrautes hat die Fähigkeit, als sog. Ligand das in den Nervenzellen gespeicherte Quecksilber zu binden und über Ionenkanäle aus der Zelle herauszubringen. Quecksilber erscheint dann im Bindegewebe und im Blut. Dabei können auch schon bei geringen Dosen innerhalb von Minuten so große Mengen an Quecksilber anfluten, dass echte, schwere Vergiftungssymptome auftreten können.

Cilantro ist bisher die einzige bekannte Substanz, die Quecksilber aus dem Nervensystem (Gehirn, Rückenmark, Ganglien, Nerven) und aus anderen Körperzellen mobilisieren kann.

Hierbei ist zu beachten, dass dieser Vorgang nur stattfinden kann, wenn die Quecksilber-Konzentration im Bindegewebe niedriger ist als in der Nervenzelle! Auch hier gelten die Osmosegesetze: Die treibende Kraft, die das Quecksilber aus den Nervenzellen über die Ionenkanäle bewegt, ist das Konzentrationsgefälle zwischen Zellinnerem und Zelläußerem. Deshalb immer zuerst das Bindegewebe „freischaufeln", damit wieder neues Quecksilber aus der Zelle nachfließen kann. Auch dieser Vorgang kann zu Symptomen führen.

Wichtig: Bei noch liegenden Amalgamfüllungen darf dieser Test nicht durchgeführt werden.

Praktisches Vorgehen: Es wird zuerst mit einer der weiter unten beschriebenen Testmethoden nach Quecksilber im Körper gesucht. Bei negativem Testergebnis kann dennoch ein Verdacht auf Quecksilberbelastung des ZNS bestehen. Man gibt in diesem Fall etwa 10 Tropfen einer konzentrierten Korianderkrauttinktur (Bezugsquellen im Anhang) direkt auf die Zunge des Patienten oder reibt diese in die Handgelenke ein. Gleichzeitig wird eine intensive Akupressurmassage beider Mittelfingerendglieder durchgeführt. Nach circa zwei Minuten wird nochmals nachgetestet. Falls dann Quecksilber aus dem ZNS ins Bindegewebe verlagert wird, ist es für die unten beschriebenen Nachweisverfahren testbar geworden.

Erweiterung der Tests mit Chlorella

Die Süßwasseralge Chlorella (siehe Seite 80 f.) kann in ihrer Zellwand höhere Mengen an giftigen Metallen binden (ähnlich einem Ionen-Austauschharz). Bisher nicht genau bekannte Inhaltsstoffe von Chlorella sind dafür verantwortlich, dass Chlorella auch abgelagertes Quecksilber aus Bindegewebe, Muskeln, Bändern und Knochen entfernt. Es gibt sogar Hinweise, dass hochdosiert eingenommene Chlorella (16–20g/Tag) einiges Quecksilber aus dem Hirngewebe entfernen kann. Die Kombination mit der Gabe von DMPS kann die Quecksilberausscheidung steigern. Nach Einnahme einer hohen Dosierung kann es mit den unten beschriebenen Testverfahren gemessen werden.

Compartment Mobilisations Test nach Klinghardt

Der KCMT ist eine der wenigen Methoden, mit deren Hilfe Quecksilber aus Gehirn und Rückenmark ausgeleitet werden kann.

Dieser Test (KCMT) zählt zu den sogenannten neuraltherapeutischen Verfahren. Hierbei wird zu diagnostischen wie auch therapeutischen Zwecken ein örtlich betäubendes Mittel an bestimmte Punkte injiziert, z.B. in die Nähe wichtiger Nervenknoten. Die Wirkung geht dabei allerdings weit über eine reine Betäubung hinaus. Für die Quecksilbermobilisation wird das verwendete Injektionsmittel (Procain) mit DMPS gemischt. Das Verfahren sollte allerdings nur sehr erfahrenen Behandlern vorbehalten sein.

Durch dieses Verfahren kann eine schnelle Entgiftung der Nerven, des Rückenmarks und des Hirnstamms erzielt werden, was besonders in schweren Fällen neurologischer Erkrankungen (z.B. MS, ALS, Alzheimer) zu einem sofortigen Erfolg führen kann.

Autonome Regulationsdiagnostik (RD, Neuralkinesiologie)

Mit der von Dr. Klinghardt entwickelten Methode wird die Funktion des Autonomen (vegetativen) Nervensystems (ANS), das aus den beiden Gegenspielern Sympathikus und Parasympathikus besteht, beurteilt. Dies geschieht entweder mit Hilfe von Muskeltests oder durch Ermitteln der Herzfrequenz-Variabilität (HRV-Test; HRV = Heart Rate Variability).

■ Das ANS steuert lebenswichtige Vorgänge wie Durchblutung, Schweißproduktion, Herzschlag, Atmung, Verdauung, aber auch das Immunsystem, die Körpertemperatur und viele weitere willensunabhängige Vorgänge werden von ihm reguliert. ■

Die Regulation durch das ANS erstreckt sich vom Zwischenzellraum bis zu allen Zellmembranen. Das Autonome Nervensystem bestimmt unter anderem, wie viele Nährstoffe aus dem Darm aufgenommen werden (z.B. kann bei gedrosselter Aufnahme trotz ausreichender Selenzufuhr ein Mangel dieses wichtigen Spurenelements eintreten). Quecksilber kann das ANS blockieren und zum Phänomen der „eingeschränkten Regulationsfähigkeit" führen. Durch diese Eigenschaft des Quecksilbers wird die Wirksamkeit von praktisch allen medizinischen Therapierichtungen (Schulmedizin, Homöopathie, Bioresonanz, Akupunktur, Ernährungstherapie usw.) stark reduziert oder aufgehoben.

Das ANS steuert über die sog. sympathischen Fasern die Muskelspannung aller Muskeln über die Muskelspindeln. Zur Diagnostik wird die Muskelkraft gemessen. Der Therapeut drückt z.B. den horizontal zur Seite ausgestreckten Arm kurz nach unten, während der Patient versucht, die Armstellung beizubehalten. Ob ein Muskel stark oder schwach testet, ist durch entsprechende Signale des ANS verursacht. Ist z.B. ein Muskel vorher stark und der Patient nimmt eine Substanz ein, auf die er allergisch ist, wird der Muskel schwach. Die Erklärung der neurophysiologischen Hintergründe würde den Rahmen dieses Buches sprengen, ich verweise hier auf entsprechende Literatur und Kurse {59,60}. Über das Resonanzphänomen lassen sich mit Hilfe des Muskeltests auch Medikamente, Nahrungsmittelunverträglichkeiten und Gifte wie Quecksilber testen, teilweise sogar Krankheiten, und auch ungelöste, im Unterbewusstsein „abgelegte" Konflikte.

Um auch Informationen über intrazelluläre Vorgänge zu erhalten, entwickelte Dr. Omura den direkten Resonanztest.

Nur in Kombination mit dem ab Seite 71 beschriebenen Cilantro-Provokationstest ist die Quecksilberbelastung der Zelle messbar. Ohne diesen Vortest ist mit den hier beschriebenen Verfahren nur die Belastung des Bindegewebes testbar.

Andere Testverfahren für das ANS

Elektroakupunktur

Bei der Elektroakupunktur nach Dr. Voll (EAV) wird der elektrische Widerstand auf definierten Punkten gemessen, die sich auf bestimmten Linien (Meridianen) auf der Hautoberfläche befinden. Diese Punkte, die sich auch anatomisch von ihrer Umgebung unterscheiden, werden seit Jahrtausenden in China zur Akupunktur verwendet, sowohl zur Diagnose als auch Therapie. Das ANS kann mit Hilfe dieser Methode beurteilt werden, weil es die Schweißbildung und diese wiederum den Hautwiderstand beeinflusst.

Bioresonanzmethode

Die 1977 von Dr. Morell begründete Bioresonanzmethode benutzt die oben erwähnte Elektroakupunktur häufig zur Testung. Die biochemischen Abläufe des Körpers werden durch ein elektromagnetisches Steuerungsfeld geregelt. Dieses Feld lässt sich diagnostisch und therapeutisch nutzen.

Armlängentest

Der Armlängentest nach van Assche funktioniert nach dem selben Prinzip wie die Regulations-Diagnostik, nur dass statt der Muskelstärke die Armlänge gemessen wird, die sich je nach Muskelspannung durch Weichteilveränderungen messbar verändern kann.

Pulsdiagnostik

Bei der aus der traditionellen chinesischen und tibetischen Medizin stammenden Pulsdiagnostik wird der Puls am Handgelenk getastet. Je nach Zustand des ANS ändern sich Blutgefäßspannung und Herzkraft und somit der Ort, an dem das Maximum der Pulsstärke gefunden werden kann (Phänomen der stehenden Welle). Bei Quecksilbervergiftung und Auflegen von Quecksilberproben ändert sich der Ort des Pulswellen-Maximums.

Zahnsanierung

Bei der Sanierung Amalgam-gefüllter Zähne ist ein kenntnisreiches Vorgehen wichtig, um den Patienten durch diese Maßnahme nicht zusätzlich zu gefährden, sondern ihn tatsächlich zu entlasten. Schwangere und stillende Frauen sollten die Zähne auf keinen Fall sanieren lassen, da das vermehrt anfallende Quecksilber über den Mutterkuchen in den Fetus bzw. über die Muttermilch in den Säugling übergeht.

Werden die Zähne nicht saniert, besteht die Gefahr, dass Schwermetalle aus den Zahnfüllungen mobilisiert werden und den Körper unnötig belasten. Durch die Gabe von DMPS oder Cilantro besteht die Möglichkeit, dass sogar Quecksilber ins Gehirn verschoben werden kann. Beides sollte deshalb nie bei noch liegenden Amalgamfüllungen gegeben werden. Eine Ausnahme besteht bei Chlorella und Bärlauch. Diese dürfen aber nicht zerkaut oder lange im Mund behalten werden, sondern müssen möglichst schnell mit viel Wasser geschluckt werden, ohne dass es zu einem Kontakt mit den Amalgamfüllungen kommt. Solange noch Quecksilberdepots in Zähnen, Kiefer oder Zahnfleisch vorhanden sind, lassen sich meistens keine durchschlagenden Therapieerfolge erzielen. Die Zahnsanierung allein bringt bei etlichen Patienten schon eine Besserung. Allerdings verursacht in den meisten Fällen das bereits im Körper, vor allem im Nervensystem, deponierte Quecksilber weitere Probleme, sodass sich die Entgiftung dann anschließen muss. Auch Menschen, die seit Jahren keine Amalgamfüllungen mehr tragen, profitieren von dieser Entgiftungs-Behandlung.

Die Zahnsanierung ist die Voraussetzung dafür, dass überhaupt eine Entgiftungstherapie eingeleitet werden kann.

Umfang der Amalgamentfernung

Konsequenz ist bei der Amalgamentfernung wichtig, denn vielen, denen das Amalgam nur „halbherzig" herausgebohrt wurde, konnte solange nicht geholfen werden, bis alles vollständig entfernt war.

Sämtliche Amalgamfüllungen sollten entfernt werden, auch solche, die unter Gold- oder Keramikkronen versteckt oder sogar im Zahnwurzelkanal liegen. Mit Amalgam versehene wurzelbehandelte Zähne sollten komplett entfernt werden, woran sich eventuell noch das Ausfräsen des Kiefers anschließt, um das in diese Strukturen hineingesickerte Amalgam zu entfernen. Die Zahnsubstanz unter den Füllungen sollte so abgefräst werden, bis die normale weiße Dentinfarbe zum Vorschein kommt. Falls der ganze Zahn grau ist, muss er komplett entfernt werden.

Bei noch liegenden Amalgamfüllungen können folgende Maßnahmen die weitere Vergiftung bremsen:

Keine Fluor-, Zinn- oder Schleifmittel-haltigen Zahnpastas verwenden (z.B. Titanoxid-haltige), alternativ ist die „Tübinger Zahncreme" (siehe Bezugsquellen) zu empfehlen, deren Schleifpartikel die Amalgamoberfläche nicht beschädigen;
saure Speisen vermeiden (Zitronen, Orangen, Essig, Sauerkraut, Cola, Kaffee); keine heiße Speisen und Getränke;
keine Kaugummis; wenige Mahlzeiten und keine Zwischenmahlzeiten, um das Kauen zu reduzieren;
Zähneknirschen verhindern – nachts Biss-Schutz (nur für den Unterkiefer; vom Zahnarzt angefertigt) tragen;
keine Süßigkeiten, auch keine Trockenfrüchte oder Honig, da die Bakterien im Mund aus Zucker Säure produzieren (vermehrte Quecksilber-Freisetzung und vermehrte Karies);
sich gesund, mit viel frischem Salat und rohem Gemüse ernähren (eventuell zusätzlich Mineralien, Vitamine und andere Vitalstoffe zuführen);
jede mögliche Giftbelastung wie Lösungsmittel, Formaldehyd, Kunststoffe, Teppichböden, Flüge in tropische Länder (giftige, z.T. in Deutschland verbotene Insektizide im Flugzeug), Rauchen, Alkohol, belastete Lebensmittel usw. vermeiden;
vorbeugende Einnahme von Bärlauch und Chlorella (siehe auch Seite 89).

Für Allergiker

Bei Allergikern ist die Gefahr eines (anaphylaktischen) Allergie-Schocks groß. Zusätzlich können die verwendeten Desinfektionsmittel und Betäubungsmittel Probleme bereiten. Deshalb sollte das Vorgehen der Sanierung dringend zwischen Zahnarzt und Hausarzt bzw. Umweltmediziner abgesprochen werden. Um einen Kontakt mit frei gewordenen Amalgampartikeln zu verhindern, können von kundigen Zahnärzten die Füllungen auch herausgemeißelt oder geschält werden. Alle Stoffe und Zahnmaterialien, die anschließend verwendet werden, sollten zunächst regulationsdiagnostisch, mit EAV oder anderen Methoden ausgetestet werden. Grundsätzlich sollte für mindestens ein Jahr keine metallhaltige Versorgung, nicht einmal eine als verträglich ausgetestete Hochgoldlegierung, eingebracht werden. Sie könnte die nötige Entgiftung behindern. In dieser Übergangszeit empfehlen sich Provisorien aus lichtgehärtetem Kunststoff (vorher ausgetestet) oder am besten Zement. Vorsicht auch bei Klebern, die selbst wieder hochgiftig sein können. Sie sollten vorher ausgetestet und mit dem Therapeuten besprochen werden.

■ Menschen, die auf Quecksilber allergisch reagieren, müssen bei der Sanierung besondere Vorsichtsmaßnahmen bedenken, denn hierbei können größere Mengen des Allergens frei werden. ■

Zeitplan beim Ausbohren

Über den Zeitraum, in dem sämtliche Füllungen entfernt sein sollten gibt es unterschiedliche Meinungen. Als Faustregel gibt Daunderer an: **leichte Vergiftung – langsame Sanierung, schwere Vergiftung – schnelle Sanierung.**

Aus der Immunologie weiß man allerdings, dass bei der Entfernung die Zahl der Immunzellen, die auf die Füllungsbestandteile reagieren, nach etwa 12–14 Tagen ansteigt. Das bedeutet eine erhöhte Gefahr, eine allergische Reaktion zu entwickeln. Wenn danach durch eine spätere Sitzung nochmals Amalgam entfernt wird, sind die Lymphozyten schon sensibilisiert und können eine allergische Reaktion verursachen. Deshalb wäre es am besten, wenn innerhalb dieses Zeitraums schon alle Füllungen entfernt wären. Dabei sollten die Zähne quadrantenweise alle 2–4 Tage von Amalgamfüllungen befreit werden.

Andere Empfehlungen sehen eine langsame Entfernung über mehrere Monate vor. Aus den oben genannten Gründen halte ich die schnelle Entfernung für vorteilhafter. Alternativ kann aber ebenso alle acht Wochen ein Quadrant bearbeitet werden, da nach diesem Zeitraum die Stärke der Immunreaktion wieder abnimmt.

Schützende Maßnahmen während der Entfernung

Weil durch das Ausbohren größere Mengen der giftigen oder allergenen Bestandteile freigesetzt werden, empfehlen sich Maßnahmen, welche die Belastung in Grenzen halten.

Ab etwa 2 Wochen vor dem Ausbohren empfiehlt es sich, täglich etwa 2–20 g Chlorella einzunehmen. Das Präparat sollte allerdings nicht zerkaut oder lange im Mund belassen, sondern mit viel Flüssigkeit zügig geschluckt werden. Die Chlorella-Alge kann wie ein Magnet Schwermetalle anziehen und fest an sich binden. Deshalb würde sie die Schwermetalle aus den noch vorhandenen Zahnfüllungen an sich binden und sie wäre, da sie schon „voll beladen" ist, nicht mehr in der Lage, Gifte im Magen-Darmbereich zu binden. Zusätzlich sollten alle fehlenden Mineralien und Vitalstoffdepots mit gesunder Ernährung und evtl. Nahrungsergänzungsmitteln aufgefüllt werden. Kurz vor und nach dem Entfernen der Füllungen sollte die Ernährung einen höheren Anteil an Proteinen und Ballaststoffen bieten.
Am Tag des Ausbohrens nimmt man fünfundzwanzig Tabletten je nach verfügbarer Zeit verteilt ein. Auch unmittelbar vor dem Ausbohren kann man nochmals die gleiche Dosis einnehmen. Zusätzlich hat sich in schweren Fällen mit vielen Füllungen die langsame intravenöse Gabe von DMPS (z. B. DMPS-Heyl) 20 Minuten vor Behandlungsbeginn bewährt. Die vorbeugende Einnahme von Milch und Heilerde (z.B. Luvos Ultra) wird von einigen Therapeuten empfohlen.
Unmittelbar nach der Entfernung empfiehlt es sich, pulverisierte Chlorella-Algen in die offenen Zahnhöhlen zu füllen. Die Algen behält man etwa zehn Minuten im Mund, bewegt sie gut um die Zähne herum, um möglichst viel eventuell noch im Mund befindliche Amalgamstäube und -teile einzubinden. Natürlich soll nichts davon geschluckt werden. Vielmehr spuckt man nach zehn Minuten diese Masse wieder aus und spült den Mund mehrmals kräftig mit Wasser, das immer wieder ausge-

spuckt wird. Alternativ kann auch DMPS oder Natriumthiosulfat benutzt werden. Dann wird dieselbe Dosis geschluckt, um Magen und Darm zu versorgen. Erst danach kann der Zahnarzt die Provisorien legen. Es ist zweckmäßig, am Abend vor dem Schlafengehen nochmals Chlorella einzunehmen.

Beim Entfernen der Amalgamfüllungen werden vermehrt Quecksilberdampf und Amalgampartikel freigesetzt. Durch das Ausbohren entstehen millionenfach kleine Partikel, die mit hoher Geschwindigkeit in die Mundschleimhaut geschossen, eingeatmet oder geschluckt werden. Deshalb verwendet der Zahnarzt nur langsam drehende Bohrer, deckt den Mund mit einem Gummituch, dem sogenannten Cofferdam ab, verstärkt die Absaugung und bohrt die Amalgamfüllung nicht aus, sondern teilt sie nur und hebelt oder meißelt den Rest heraus.
Der Cofferdam kann vom Quecksilberdampf durchdrungen werden. Erst acht Lagen Latexhandschuhe können den Quecksilberdampf aufhalten. Deshalb muss die Absaugung von Speichel, Amalgamtrümmern und Quecksilberdämpfen verstärkt werden. Ein Atemschutz ist zu empfehlen. Am besten wäre Frischluftzufuhr über einen Schlauch, damit der Patient nicht die Quecksilberdämpfe durch Nase oder Mund einatmet. Eine einfache Atemmaske kann auch verwendet werden. Diese wird aber um 180° gedreht, um den Mund frei zu halten und die Nase zu schützen. Der Patient darf jetzt allerdings nur durch die Nase einatmen.
Es gibt Abdeckungen für die Turbine, die unter Sog stehen (sog. „Clean-up“). Diese werden über die auszubohrende Füllung gestülpt. Das beim Bohren freiwerdende Quecksilber und die Partikel werden so direkt am Zahn abgesaugt. Diese Methode verringert die Quecksilberbelastung beim Ausbohren um den Faktor 100 gegenüber dem Ausbohren ohne diese Schutzmaßnahme. In Kombination mit anderen Möglichkeiten kann die Gefährdung nochmals verringert werden.

Die eigentliche Entgiftung

Eine neue, ausgesprochen wirksame Therapiemethode wurde von DR. KLINGHARDT entwickelt, die als erste Therapieform auch die Quecksilberdepots im Nervensystem messbar abbauen kann. Dabei spielen Naturprodukte wie die Mikroalge Chlorella pyrenoidosa und vulgaris, das frische Korianderkraut und Bärlauch eine herausragende Rolle. Bevor auf das von ihm entwickelte Ausleitschema eingegangen wird, sollen diese einzelnen Komponenten kurz beschrieben werden. Diese Therapieform ist unseres Erachtens momentan die effektivste. Sie bringt schon nach kurzer Zeit eine subjektive und objektive Verbesserung der Vergiftungssymptome. Sie kann zum besseren Erfolg durch die anderen, weiter unten genannten Therapiearten ergänzt werden, damit eine höhere Wirksamkeit erreicht wird.

Die Süßwasser-Mikroalge Chlorella

Weltweit kennt man etwa 40000 Algenarten. Unterschieden werden die Süßwasseralgen von den Salzwasser- oder Meeresalgen. Außerdem werden Algen anhand ihrer Größe in Mikro- und Makroalgen unterteilt. Algen gehören zu den ersten Lebewesen auf der Erde. Sie sind in der Urzeit vor 2,5–3,5 Milliarden Jahren entstanden und haben durch ihre Fähigkeit, Kohlendioxid aufzunehmen und Sauerstoff abzugeben, maßgeblich zur Erzeugung einer sauerstoffhaltigen Atmosphäre beigetragen, die erst die Entwicklung von Sauerstoff atmenden Lebewesen ermöglichte.

Fast alle Algenarten haben die Fähigkeit, Umweltgifte und Schwermetalle zu binden. Aufgrund der starken Verschmutzung der Weltmeere durch Einleitung von Abwässern (etwa 10000 t Quecksilber pro Jahr), Verklappung hochgiftiger Abfallstoffe, schwermetallhaltigen Schiffsfarben (Zinn) usw. enthalten Meeresalgen erhöhte Mengen dieser Substanzen. Deswegen muss vor dem Genuss dieser Algen, aber auch vor dem Genuss von Meeresfischen, die höher in der Nahrungskette stehen und bis zu 25-millionenfach höhere Giftstoffkonzentrationen als das Wasser aufweisen, abgeraten werden. Die Süßwasseralge Chlorella pyrenoidosa und Chlorella vulgaris haben im Aufnehmen von Schwermetallen und Bakteriengiftstoffen besonders hervorragende Fähigkeiten. Chlorella ist so klein wie ein rotes Blutkörperchen (7 µm) und wird zu den Mikroalgen gerechnet. Sie darf nicht mit Spirulina, AFA-Bakterien (Aphanizomenon flos-aquae) oder der Super-Blau-Grünen Alge verwechselt werden, die keine Algen, sondern Bakterien (Cyano-Bakterien) sind und im Gegensatz zu Chlorella keinen Zellkern und keine Zellorganellen besitzen. Chlorella kann sich innerhalb eines Tages um das 40-fache vermehren.

Nur Chlorella besitzt gewisse Substanzen wie das Sporopollein und den im Zellkern vorkommenden Chlorella Growth Factor (CGF) sowie Chlorellin. Ihr Chlorophyllgehalt übersteigt den des als chlorophyllreich geltenden Spirulina-Bakteriums um das Vierfache! An ihr entdeckte der Wissenschaftler Dr. Melvin Calvin die Photosynthese, dafür erhielt er 1961 den Nobelpreis.

Chlorella hat den höchsten Chlorophyllgehalt aller Lebewesen auf der Erde.

Sporopollein ist eine Substanz, die in der mittleren Zellwand der Alge vorkommt. Dieser Stoff bindet Schwermetalle, aber auch andere Umweltgifte wie Lösungsmittel, Insektizide und andere Pestizide an sich. Außerdem besitzt diese Alge Substanzen, die in das menschliche Gewebe eindringen und von dort Gifte aufnehmen und ausscheiden können.

Chlorophyll absorbiert Lichtteilchen (Photonen) und produziert daraus zusammen mit Kohlendioxid und Wasser Energie und Sauerstoff. Chlorophyll hat ausgesprochen positive Wirkungen auf die Gesundheit. Es bindet Körpergerüche, entgiftet, reguliert die Darmtätigkeit, kann Tumoren im Wachstum hemmen, unterstützt die Wundheilung, fängt Freie Radikale, kann die Ausdauerleistung erhöhen, hat eine leicht entwässernde

Wirkung, steigert die Herzleistung, lindert Schmerzen, hat eine ausgleichende Wirkung auf den Blutdruck, wirkt gegen Blutarmut und unterdrückt das Wachstum schädlicher Bakterien.

Chlorellin wirkt als „Probiotikum", denn es stimuliert das Wachstum von gesundheitsfördernden Milchsäurebakterien im Darm. Zusätzlich bekämpft es schädliche Bakterien.

CGF wirkt ebenfalls als Probiotikum. Milchsäurebakterien steigern bei Gabe von CGF ihre Wachstumsrate um das Vierfache. Er stärkt die körpereigenen Abwehrkräfte und gleicht Blutzucker-Unregelmäßigkeiten aus, steigert die körperliche Leistungsfähigkeit und verlängerte in Versuchen mit Mäusen die Lebensdauer um ein Drittel. In Tierversuchen bremste CGF das Wachstum von Lebertumoren, Leukämiezellen und hormonabhängiger Tumoren wie Brustkrebs. Chlorella enthält ca. 3% CGF. Neuerdings gibt es CGF-Extrakte, die eine Entgiftung noch stärker fördern können.

Die wirksamen Substanzen der Süßwasseralge Chlorella: Sporopollein, Chlorophyll, Chlorellin und CGF.

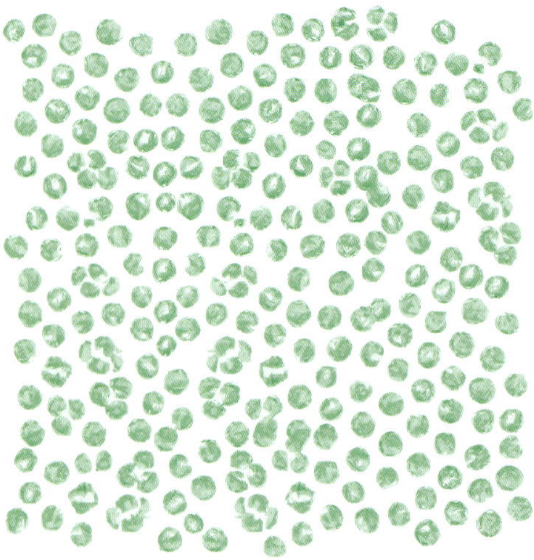

Schematische Darstellung der einzelligen Süßwasseralge *Chlorella pyrenoidosa* (ca. 600fach vergrößert).

Die Alge besteht aus

60% Eiweiß (mit allen lebenswichtigen Aminosäuren)
20% Kohlenhydraten
11% Fett (hauptsächlich mehrfach ungesättigte Fettsäuren mit Omega-3-Fettsäuren)
9% sonstigen Vitalstoffen (Vitamine, Mineralien, Chlorophyll, Ballaststoffe, Wasser usw.)

Die Einnahme von 2,5 g deckt den Tagesbedarf an Vitamin B_{12} zu 300% und von Vitamin A über den hohen Gehalt an Beta-Carotin zu 147%. Eine Überdosierung mit Vitamin A ist aber nicht zu erwarten, da Beta-Carotin nur bei Bedarf in Vitamin A umgewandelt wird.

Goldschürfen mit Chlorella

Um aus stillgelegten Goldminen noch möglichst viel Goldreste zu gewinnen, werden sog. Biomassen benutzt, die eine möglichst hohe Schwermetall-Bindungskapazität besitzen. Sie bestehen aus einzelligen Organismen. Diese werden auf die Stollenwände aufgesprüht, wieder abgewaschen und gesammelt. Danach werden daraus die gewonnenen Schwermetalle (hauptsächlich Quecksilber und Gold) von der Biomasse wieder abgetrennt.
An erster Stelle der am besten Schwermetall-bindenden Organismen steht die Alge Chlorella pyreonidosa und vulgaris (nicht Spirulina oder AFA-Alge!). Auch krankmachende Erreger wie Candidapilze, Streptokokken und Staphylokokken sowie Lamblien und Amöben zeigen eine hohe Fähigkeit, Schwermetalle zu binden. Diese Tatsache brachte Dr. Klinghardt zu der Erkenntnis, dass sich im Körper von Amalgamträgern oder Quecksilber-Vergifteten krankmachende Pilze und Bakterien ansiedeln, die der Körper als Sondermülldeponie für Schwermetalle benutzt – mit der Nebenwirkung, die Krankmacher zu ernähren. Ein „Geschäft", das unter dem Strich meist besser ist als die Vergiftung mit Schwermetallen. Dr. Klinghardt meint, dass viele, wenn nicht alle chronischen Infektionen auf diesem „Handel" beruhen, den der menschliche Körper mit den Pilzen und Bakterien abschließt, welche die Schwermetalle an sich binden. Die oft nach einer Quecksilberausleitung überraschenden Heilungserfolge gerade bei chronischen Infektionen bestätigen diese Annahme.

Pilze und Bakterien haben ebenfalls die Eigenschaft, Schwermetalle zu binden.

Die Einnahme der Chlorella-Alge vermag die im Verdauungskanal gelegenen Schwermetalle effektiv zu binden und auszuscheiden {75}. Dabei wird der so genannte enterohepatische Kreislauf* unterbrochen. Die Leber entgiftet etwa 90% des Quecksilbers und entsorgt es über die Galle in den Darm. Auch der Darm scheidet über die Schleimhaut aktiv Quecksilber aus.

* So wird der Kreislauf zwischen Darm und Leber bezeichnet, der dafür verantwortlich ist, dass über die Galle ausgeschiedene Substanzen nach ihrer Umwandlung im Darm der Leber wieder zugeführt werden.

Bei Einnahme von Chlorella vervielfacht sich die im Stuhl ausgeschiedene Quecksilbermenge bei belasteten Personen messbar.

Über 90% des in den Körper gelangten Quecksilbers werden so über den Darm aus dem Blut entfernt. Allerdings wird das Quecksilber in den unteren Darmabschnitten wieder resorbiert und kommt dann mit dem Pfortaderblut wieder in die Leber, die erneut versucht, das Gift loszuwerden oder abzulagern. Chlorella bindet im Darm das Gift fest an seine Zellmembran, so dass es nicht mehr vom Darm aufgenommen werden kann. CGF, Cyanocobalamin sowie noch unbekannte Inhaltsstoffe von Chlorella wirken nicht nur im Darm selbst, sondern können ins Blut übertreten, das im Gewebe abgelagerte Quecksilber an sich binden und aus dem Gewebe abtransportieren.

Die Alge kann im Gehirn abgelagerte Schwermetalle indessen allenfalls gering mobilisieren. Dagegen hat Chlorella eine andere, die Ausscheidung unterstützende Wirkung: Der Stuhlgang wird normalisiert, Verstopfungen oder Durchfälle werden behoben, u.a. durch eine positive Beeinflussung der Darmflora. Die „gesunden" Bakterien, Lactobacillus acidophilus und Lactobacillus bifidus, vermehren sich unter der Therapie mit der Chlorella stark, während krankmachende Hefepilze abnehmen. Mit einer gesunden, Milchsäurebakterien-reichen Darmflora wird mehr Quecksilber ausgeschieden als bei einer schlechten Flora mit Hefepilzen und anderen Keimen, wie sie bei Amalgambelasteten häufig beobachtet wird.

Dosierung

Als **Nahrungsergänzung** werden täglich 2–4 g Chlorella eingenommen. Diese Menge kann zu einer besseren Versorgung mit lebenswichtigen Vitalstoffen beitragen und vor der Aufnahme allgegenwärtiger Umweltgifte schützen. Im Rahmen einer Kur, also über einen begrenzten Zeitraum, können auch höhere Mengen (20–40 g täglich) über mehrere Tage problemlos eingenommen werden. Säuglinge (auch gleich nach der Geburt) und Kleinkinder bekommen Chlorella zur Entgiftung, wenn die Mutter Amalgamfüllungen hat oder früher hatte. Bei schweren Fällen wird zusätzlich DMPS gegeben. Dies führt dazu, dass sich die Säuglinge und Kinder besser entwickeln und evtl. vorhandene neurologische Defizite verbessert werden (evtl. in Kombination mit Omega-3-Fettsäuren). Es gelten Dosierungen von etwa einem Viertel bis zur Hälfte.

Einnahmebeschränkungen für schwermetallbelastete Personen: Man muss zunächst die verträgliche tägliche Dosis der Alge austesten. Falls die Alge zu viele Schwermetalle wie Quecksilber aus dem Gewebe mobilisiert, können unerwünschte Befindlichkeitsstörungen auftreten. Die Hauptsymptome einer zu hohen, mobilisierten Quecksilbermenge sind unter anderem: Schwindel, Übelkeit, Sodbrennen, Durchfall, grippeartige Beschwerden, Kopfschmerzen, abnorme Müdigkeit, depressive Stimmung, Blähungen.

Faustregel: Je niedriger die verträgliche Dosis (im schlimmsten Fall schon eine halbe Algentablette), desto mehr Quecksilber ist im Bindegewebe gespeichert.

Man beginnt mit ca. 2–4 g täglich und nähert sich dann der Verträglichkeitsdosis, die man ab dann eine Woche lang beibehält. Die Menge der jeweiligen Dosis verteilt man am besten auf zwei oder mehr Portionen pro Tag, die vorzugsweise zum Essen oder 30 Minuten vor einer Mahlzeit mit viel Flüssigkeit (am besten Wasser) eingenommen werden sollte. Bewährt hat sich eine Kur mit wechselnder Dosierung.
Am neunten und zehnten Tag erhöht man auf das Zehnfache der ursprünglichen Verträglichkeitsdosis. Am elften und zwölften Tag ist Einnahmepause. Anschließend fährt man mit der ursprünglichen, geringsten veträglichen Dosis weiter. Es gibt das sogenannte Chlorella-Paradoxon: Die zehnfache Dosis wird häufig besser vertragen, da zwar nicht mehr Quecksilber aus dem Gewebe mobilisiert wird als bei niedrigerer Dosis, dafür aber mehr Quecksilber abgebunden werden kann.
In neueren Forschungen von Dr. Klinghardt und nach der Erfahrung vieler Therapeuten ist die unbehandelte Pulverform von Chlorella pyrenoidosa und Chlorella vulgaris ca. 2–5-mal wirksamer als die gepressten Tabletten. Dies liegt vermutlich an dem höheren Anteil von intakten Zellwänden beim Pulver. Patienten, die den Geschmack des Pulvers nicht mögen, können dieses in Form von vegetarischen Kapseln einnehmen.
Es gibt viele Anbieter von Chlorella-Algen, einige bedienen sich zu Desinfektionszwecken sehr schädlicher Verfahren (siehe Therapiehinweise im Anhang). Chlorella sollte zur besseren Verdaulichkeit nicht aufgeschlossen sein. Weitere Qualitätsmerkmale sind die dunkelgrüne Farbe und der heuartige Geruch. Dr. Klinghardt hat mehrere Produkte getestet. Die wirksamsten sind über die Bezugsquellen (siehe Anhang) erhältlich.

Wichtig für die Wirksamkeit ist, dass die Alge aufgrund von Aufzucht und Herstellung nicht schon selbst mit Schwermetallen belastet ist.
Wird die Alge zu lange im Licht aufbewahrt, baut sich das Chlorophyll ab, die Alge bleicht aus, was die Wirksamkeit herabsetzt. Deshalb immer lichtgeschützt aufbewahren.

Das Korianderkraut (Cilantro)

Wichtig ist vor allem, dass die Pflanze aus biologisch einwandfreier Pflanzung stammt, damit man nicht ausgerechnet Gifte über das Entgiftungsmittel aufnimmt.

Frisches Korianderkraut ist eines der wenigen Mittel, das eine effektive Quecksilberentgiftung des Nervensystems und der Depots in den Zellen bewirken kann. Dabei ist nur das frische Kraut und nicht der ebenfalls in der Küche verwendete Samen von therapeutischer Bedeutung. Das getrocknete Kraut ist unwirksam. Nach Bekanntwerden der Schwermetall-Entgiftungstherapie nach Dr. Klinghardt drängten in Deutschland schlagartig mehr Anbieter auf den Markt. Importware aus China ist meist mit Pestiziden und anderen Giften behandelt. Manche Korianderkraut-Extrakte haben einen sehr niedrigen Wirkstoffgehalt, so dass hiervon viel eingenommen werden muss. Anbieter qualitativ hochwertiger Korianderkraut-Tinkturen, die aus biologischem Anbau oder sogar aus Permakultur-Anbau stammen, sind in den Bezugsquellen angegeben.

Wahrscheinlich ist die wirksame Substanz ein leicht flüchtiger, fettlöslicher Aromastoff. Dieser gelangt ins Gehirn und öffnet die Ionenkanälchen in der Nervenzellmembran. Intakte Tubulinstrukturen sind jetzt fähig, in der Zelle gebundenes Quecksilber nach außen zu transportieren. Das funktioniert allerdings nur, wenn mehr Quecksilber im Innern der Zelle als außerhalb, also ein Konzentrationsgefälle existiert. Dies bedeutet, dass erst die Depots, die außerhalb der Zellen im Bindegewebe (= Extrazellulärraum) abgelagert sind, durch Chlorella und Bärlauch und/oder mit DMPS-Gaben abgeräumt werden müssen, bevor das Korianderkraut gegeben werden darf (vgl. dazu auch die Seiten 68 und 92).

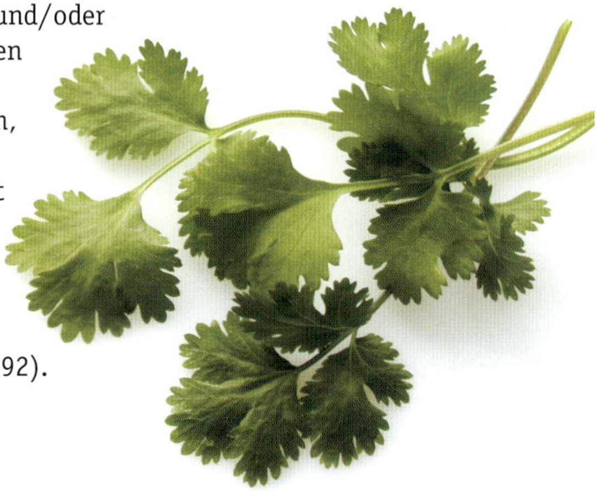

Wichtig!
Da Korianderkraut sehr wirksam ist und innerhalb kürzester Zeit viel Quecksilber in das Bindegewebe verschiebt, können bei Überdosierung auch heftige Vergiftungserscheinungen auftreten. Es darf also nie als einziges Therapeutikum, sondern nur im Anschluss an die Entgiftung des übrigen Gewebes und dann zusammen mit den Quecksilberfängern Chlorella, Bärlauch und eventuell DMPS gegeben werden. Damit kann das frei gewordene Quecksilber auch im Bindegewebe „abgeholt" und ausgeschieden werden. Am besten nimmt man Korianderkraut nur nach der Austestung bei einem Heilpraktiker oder Arzt nach dessen Rezeptur.
Korianderkraut darf auch nicht bei noch vorhandenen Amalgamfüllungen eingesetzt werden, sonst wird der Organismus zu stark mit dem Hin- und Herschieben des Quecksilbers im Zentralnervensystem belastet. Und das bewirkt die entsprechend schweren Symptome.
Erfahrungsgemäß können etwa 50–70% der Patienten mit Amalgamkrankheit erst nach einem halben bis einem Jahr der Ausleitung mit Bärlauch/Chlorella und/oder DMPS mit der zusätzlichen Einnahme des Korianderkrauts beginnen.

Korianderkraut-Pesto

Man gibt den unbedingt frischen (nicht getrockneten), in jedem Fall biologisch-dynamisch angebauten Koriander in ein Mixgefäß und verarbeitet ihn mit Olivenöl und etwas Wasser und Meersalz zu einer cremigen Soße. Davon nimmt man dreimal täglich mindestens einen Esslöffel zu den Mahlzeiten. Falls starke Gehirnsymptome (zum Beispiel Depressionen oder Ausfallerscheinungen) bestehen, muss man die Dosierung bis zum Abklingen zurücknehmen, ansonsten kann man sie bedenkenlos weiter erhöhen. Als Alternative können auch oben angegebene Korianderkraut-Tinkturen (aus biologisch angebautem Korianderkraut) benutzt werden.

Durch Massage der entsprechenden Handreflexzonen kann die Medikamentenaufnahme anderer Organe gesteigert werden.

Omura entdeckte, dass bei einigen Patienten (mit eingeschränkter Regulationsfähigkeit) die wirksamen Inhaltsstoffe des Cilantros nicht ins Gehirn aufgenommen werden können (das gilt im Prinzip auch für andere Organe). Durch eine Akupressur-Massage (Drug-uptake enhancement technique) kann die Aufnahme des Medikaments ins Gehirn verstärkt werden: Der Patient massiert über den Zeitraum von zwei Minuten kräftig mit den Daumenkuppen die gesamte Innen-, Außen- und Rückseite der Mittelfinger-Endglieder. Die Massage sollte unmittelbar nach der Einnahme des Korianderkrautes beginnen.

Dosierung

Bei einem Mangel an wichtigenen Mineralstoffen wie Kalium, Kalzium und Magnesium ist der Körper nicht in der Lage, Schwermetalle auszuscheiden.

Man beginnt mit etwa 5 Tropfen ein- bis dreimal täglich. Falls keine Schwermetallsymptome (Kopf- und Gliederschmerzen, Depressionen etc.) auftreten, kann die Tagesdosis auf bis zu dreimal 30 Tropfen gesteigert werden. Die Tropfen auf die Zunge geben und vor dem Hinunterschlucken möglichst lange im Mund behalten. Korianderkraut wirkt wassertreibend, deshalb muss genügend Wasser getrunken werden. Man kann die Tinktur auch an den Hand- und Fußgelenken einreiben und erzielt dabei oftmals bessere Ergebnisse.
Vor einer Entgiftungsbehandlung sollte der Mineralienhaushalt immer ausgeglichen werden.

Wichtig!
Korianderkraut kann zu Gebärmutterkontraktionen führen. Deshalb wird vor einer Anwendung in der Schwangerschaft abgeraten, wie überhaupt in der Schwangerschaft grundsätzlich keine Ausleitungtherapien durchgeführt werden dürfen. Bei noch vorhandenen Amalgamfüllungen ist auf eine Therapie mit Korianderkraut zu verzichten. Die gleichzeitige Einnahme von Ascorbinsäure (Vitamin C) hebt die Wirkung von Korianderkraut auf. Dies gilt nicht für natürlich gebundenes Vitamin C in unserer Nahrung. Dagegen fördert die gleichzeitige Einnahme eines eiweißhaltigen Nahrungsmittels die Wirkung des Korianderkrautes.
Wie oben beschrieben darf Korianderkraut nie ohne Chlorella und/oder Chelatbildner und Bärlauch gegeben werden.

Der Bärlauch

Im Bärlauch, und in geringerer Konzentration auch im Knoblauch, sind so genannte Sulfhydrylgruppen enthalten, die Quecksilber ins Blut aufnehmen und über die Nieren ausscheiden können. Menschen, die während einer Quecksilber-Belastung viel Bärlauch aßen, hatten weniger Vergiftungssymptome und geringere Quecksilber-Konzentrationen im Körper.
Bärlauch hat eine ähnliche Wirkung wie DMPS, mobilisiert aber dabei nicht so viel Quecksilber. Menschen, die DMPS nicht vertragen oder nehmen wollen, können alternativ Bärlauch benutzen. Die Entgiftung dauert dann allerdings länger. Bärlauch nimmt man am besten in hohen Dosierungen (bis zum Erreichen der Geruchsgrenze).
Bärlauch finden Sie im Frühjahr als eine der ersten grünen Pflanzen in Laubwäldern. Sie werden nicht ganz am Boden abgeschnitten, damit die Pflanze wieder nachwachsen kann und zur Blüte kommt. Am besten wird er frisch zu Salaten etc. verwendet. Es können auch Bärlauchpestos hergestellt werden, die das ganze Jahr über genommen werden können. Falls kein Bärlauch verfügbar ist, kann man auf Bärlauch-Tinkturen und Frischpflanzen-Extrakte zurückgreifen.

■ Bärlauch verhindert hauptsächlich die Aufnahme des Quecksilbers vom Blut in die Organe und ins Gewebe. ■

Bärlauch sollte auch schon vor und während des Entfernens von Amalgamfüllungen zugeführt werden. In Kombination mit Chlorella steigert sich die entgiftende Wirkung.
In der Regel werden pro Tag etwa 30–50 Tropfen Bärlauch-Tinktur bzw. 3–6 Frischblattkapseln eingenommen.

Die Inhaltsstoffe des Bärlauchs wirken übrigens auch Herz- und Kreislauferkrankungen entgegen. Zusätzlich besitzt Bärlauch einen positiven Einfluss auf die Verdauungsfunktionen. Bärlauch ist dabei etwa drei- bis viermal wirksamer als Knoblauch und wird auch besser vertragen.
Zudem ist die krebsverhütende Wirkung zu erwähnen und die Wirkung von Bärlauch und Knoblauch gegen Parasiten und krankmachende Erreger.

Chelatbildner

DMPS (= **Dim**ercapto**p**ropan**s**ulfonsäure) wurde in der Ukraine 1950–51 entwickelt, weil die dortigen Grubenarbeiter im Erzabbau nur ein Durchschnittsalter von 30 Jahren erreichten und früh aufgrund von Schwermetallvergiftungen starben. Die Behandlung mit DMPS hob die Lebenserwartung um 20 Jahre.

Chelatbildner können die Entgiftung enorm beschleunigen. Bei noch liegenden Füllungen dürfen sie nicht angewendet werden.

DMPS, DMSA (=**Dim**ercapto-**s**uccinic-**a**cid, Dimercapto-Bernsteinsäure), Dimercaprol (= BAL) usw. sind so genannte Chelatbildner (Seite 68), die unter die Verschreibungspflicht fallen. Sie sind chemische Präparate mit Nebenwirkungen und werden deshalb nicht von allen Therapeuten uneingeschränkt eingesetzt, zumal als Alternativen Chlorella und Bärlauch zur Verfügung stehen. DMPS erscheint über mehrere Tage auch im Speichel und reagiert mit der Oberfläche von Amalgamfüllungen. Ein Patient mit Amalgamfüllungen kann dadurch nach einer intravenösen Gabe von DMPS eine akute Schwermetallvergiftung mit Schädigung der Magen-Darmschleimhaut erleiden. Idealerweise sollte das Mittel möglichst gleich, nachdem die letzte Füllung ausgebohrt wurde, eingesetzt werden. Es sollte einmal im Monat mit einer Dosierung von 3 mg pro kg Körpergewicht langsam in eine Vene gespritzt werden. Bei Einnahme in Form von Kapseln sollte die Dosis etwa um den Faktor 2,5 höher liegen.

Meistens zeigen sich erst nach der dritten Anwendung beeindruckende Ergebnisse. In schweren Fällen (z.B. wenn die Konzentration von Quecksilber im Urin sehr hoch ist – >300 µg/l oder µg/g Kreatinin) kann es auch bis zu zweimal wöchentlich über einen längeren Zeitraum gegeben werden. In der Regel werden bei der durchschnittlichen Amalgam-Entgiftungstherapie 3–7 Injektionen verabreicht. Vor und während der Therapie sollte der Mineralhaushalt überprüft und gegebenenfalls medikamentös ergänzt werden.

Wichtig!
Nehmen Sie DMPS nüchtern, ca. eine Stunde vor dem Essen mit viel Flüssigkeit (am besten Wasser), ein.
Von 24 h vor bis 48 h nach Gabe von Mineralstoffpräparaten ist die Einnahme von DMPS nicht sinnvoll.
Während der Ausleitung viel trinken.

Die Behandlung mit DMPS funktioniert nur, wenn die Nieren noch nicht zu stark geschädigt sind. Ansonsten kann sie den entstandenen Schwermetall-DMPS-Komplex nicht angemessen ausscheiden. DMPS bindet auch Palladium. Die Blut-Hirn-Schranke passiert der Chelatbildner nicht, so dass er im Gehirn nicht entgiften kann.
Neuraltherapeutisch kann mit diesem Mittel die Entgiftung von Nerven verstärkt werden. Dabei ist das Mittel zusammen mit einer örtlichen Betäubung (zum Beispiel Procain als Lokalanästhetikum) in einer 1:9 Verdünnung in die Nähe von vegetativen Nervenknoten im Gesicht und am Hals zu spritzen. Diese Therapie sollte aber nur von einem erfahrenen Neuraltherapeuten ausgeführt werden.
Patienten, die lange mit DMPS behandelt werden, können sich biologisch verjüngen: das Haarwachstum wird angeregt, die Haut geschmeidiger und rosiger und Laborwerte verschieben sich in den Normalbereich {61}. Erstaunlicherweise normalisieren sich nach sechsmonatiger Therapie mit DMPS (ein Mal pro Monat eine Behandlung) erhöhte Blutdruck- und Cholesterinwerte.

■ Wird DMPS häufig verwendet, sind die klinischen Verbesserungen bei Patienten sehr auffällig. ■

DMSA (= Dimercaptobernsteinsäure) wurde in China entwickelt und 1949 erstmals beschrieben. Ob es auch im Gehirn Quecksilber binden kann, ist umstritten. DMSA hat weniger Nebenwirkungen als DMPS. Es entgiftet allerdings auch weniger. Deshalb empfiehlt Dr. Klinghardt DMSA am Ende einer Entgiftungstherapie einzunehmen, d.h. wenn sich keine Schwermetalle mehr im Urin oder Stuhl zeigen. Dabei nimmt der Erwachsene 250 mg DMSA an 3 Tagen mit viel Flüssigkeit ein (dreimal täglich zwei Kapseln).

■ DMSA hat ähnliche Eigenschaften wie DMPS, ist aber besser fettlöslich. ■

Chlorella-Algen, Bärlauch und Chelatbildner können jeweils für sich alleine genommen werden. Dies trifft für Korianderkraut nicht zu, das nur in Kombination mit Chlorella (und/oder Chelatbildner) und Bärlauch eingenommen werden darf. Die besten Ergebnisse sind mit der gleichzeitigen Einnahme aller Produkte zu erreichen.

Ernährungstherapie

Das Ganze ist mehr als die Summe seiner Teile.
Prof. Abderhalden

Die meisten Krankheiten in Industrieländern sind ernährungsbedingt. Sie werden auch als Zivilisationskrankheiten bezeichnet, da sie bei noch natürlich lebenden Naturvölkern nicht beobachtet werden. Man schätzt, dass ernährungsbedingte Krankheiten das deutsche Gesundheitssystem jährlich mit 100 Milliarden DM belasten. Die Karies, die letztlich die Ursache dafür ist, dass überhaupt die giftigen Amalgamfüllungen gelegt werden müssen, ist eine ernährungsbedingte Krankheit.

Über die Ernährung kann eine sehr bedeutende und von vielen unterschätzte Entgiftung von Quecksilber und anderen Giften eingeleitet werden. Es ist bedauerlich, dass durch häufig profitorientierte Berichterstattung in den Medien die meisten Menschen bezüglich Ernährungsfragen verunsichert und fehlinformiert sind. Wie kann die Ernährung krank machen oder im Gegenteil gesund machen oder die Gesundheit erhalten?

Lasst unsere Nahrung so natürlich wie möglich.
Prof. Kollath

Nehmen wir einmal die durchschnittliche Zusammensetzung der Nahrung eines Einwohners in einem westlichen Industrieland unter die Lupe. Was jeder schon gehört hat: Sie ist zu fettreich, zu viele Kalorien und...? Manche werden noch hinzufügen: zu viel Cholesterin, zu viel Fleisch, zu viel Zucker. Der gemeinsame Nenner dieser Aussagen ist ein „Zu viel“. Ist es aber wirklich so? Richtig ist: Es besteht ein Mangel an Vitaminen, Spurenelementen, verschiedenen Mineralstoffen, bestimmten Fettsäuren, Faserstoffen, sekundären Pflanzenhilfsstoffen, Enzymen, nativem Eiweiß und bisher noch nicht entdeckten Substanzen, die der Einfachheit halber als Vitalstoffe bezeichnet werden. Ein „Zu viel“ besteht an leeren Kohlenhydraten (Zucker, Auszugsmehl), an denaturiertem Eiweiß und an veränderten (erhitzten, raffinierten, gehärteten) Fetten.

Natürlich gibt es bei uns keine Vitaminmangel-Erscheinungen (= Avitaminosen) mehr wie Skorbut oder Beri-Beri. Doch der Durchschnittsbürger führt sich über die Ernährung zu wenig der wichtigen Vitalstoffe zu. Die Krankheiten, die dadurch hervorgerufen werden, entstehen aber nicht sofort, sondern erst nach etwa 20–40 Jahren Fehlernährung. Gefährlich ist auch, dass in der Nahrung z.B. zu wenig Vitamin B_1 vorhanden ist. Der chemische Abbau von Kohlenhydraten im Körper verbraucht dieses Vitamin zusätzlich. Wenn es aber nicht im Nahrungsmittel vorhanden ist, wird der Bedarf aus den Körperreserven gedeckt. Falls diese Speicher aufgebraucht sind, funktionieren die Stoffwechselvorgänge der Körperzellen nicht mehr richtig. Der Zitronensäurezyklus z.B. wird bei der Stufe des Pyruvats (dem Salz der Brenztraubensäure) blockiert. Es reichert sich an und wird auf unphysiologischen Abbauwegen in z.T. schädliche Substanzen umgewandelt. Diese wiederum behindern die Zellfunktionen. Es wird z.B. in der Leber zu viel Cholesterin hergestellt, das zu Gallensteinen und Gefäßverkalkungen führen kann. Zucker und Weißmehl enthalten praktisch kein Vitamin B, sie verstärken deshalb einen vorhandenen Vitamin B-Mangel weiter. Ähnlich sieht es mit anderen Vitalstoffen aus.

Zucker und Weißmehl sind „Vitalstoffräuber".

Warum nicht einfach die Stoffe mit mangelhafter Versorgung als Nahrungsergänzungsmittel oder Medikament einnehmen? Neben den Vitaminen existieren zahlreiche weitere, größtenteils noch unbekannte lebenswichtige Substanzen in der natürlichen Nahrung. Darum ist es besser, diese Stoffe in natürlichen Nahrungsmitteln zuzuführen, zumal sie dort in einem harmonischem Mengenverhältnis vorkommen. Wenn man sich z.B. isoliert Vitamin C zuführt, wird das Vitamingleichgewicht gestört und es entsteht ein relativer Mangel an den anderen Vitaminen.

Da die meisten Vitamine sehr hitze-, licht-, und sauerstoffempfindlich sind, sollte zur Deckung des Tagesbedarfs ein Teil der Nahrung roh und frisch verzehrt werden. Lebensmittel, die aus biologischen Anbau oder aus Wildwuchs stammen, enthalten höhere Mengen dieser Stoffe als Lebensmittel aus konventionellem Anbau.

Für den Organismus am besten geeignet und am wirksamsten wäre allerdings eine reine Rohkosternährung mit einem hohen Anteil an Wildkräutern. Wildkräuter haben einen höheren

Vitalstoffgehalt und mehr Vitalität (messbar an den Biophotonen) als die hochgezüchteten Kulturpflanzen. Gerade bei schweren Erkrankungen können mit einer reinen Rohkosternährung die schnellsten Heilungsergebnisse erzielt werden. Dies wurde schon 1904 von Dr. Bircher-Benner erkannt und 1939 von Prof. Eppinger, dem damaligen Direktor der I. Medizinischen Universitätsklinik in Wien, wissenschaftlich bestätigt.

Ist der Mensch an erhitzte Nahrung angepasst?

In der Entwicklungsgeschichte des Menschen spielt gekochte Nahrung erst seit relativ kurzer Zeit eine Rolle.

Bedenken Sie, dass sich der Mensch in seiner mindestens 30 Millionen Jahre dauernden Entwicklung ausschließlich mit rohen Nahrungsmitteln ernährte. Erst vor etwa 5000–10000 Jahren verbreiteten sich langsam die erhitzten Speisen. Nimmt man vier Generationen pro hundert Jahre an, dann war das gerade mal vor zweihundert bis vierhundert Generationen. Das ist zum Vererben von Anpassungsmechanismen zu wenig, da biologisch mit einer erfolgreichen Mutation in 100000 Jahren gerechnet wird.
Sobald gekochte Nahrung gegessen wird, steigt die Leukozytenzahl im Blut, ähnlich wie bei einem Infekt, stark an (Verdauungsleukozytose). Beim Genuss roher Speisen findet der Anstieg nicht statt.

Argument höheres Lebensalter?

Immer wieder wird argumentiert, dass wir heute ein höheres Lebensalter erreichen als früher. Deshalb wären wir heute gesünder. Diese Aussage kann widerlegt werden. Die aus der Todesstatistik gewonnenen Zahlen enthalten keinerlei Informationen über die Krankheitshäufigkeit und vermitteln daher den falschen Eindruck einer Verbesserung der Gesundheit. Wenn früher z.B. ein Mensch mit 90 Jahren starb und zwei Säuglinge bei der Geburt starben, so ergibt dies eine durchschnittliche Lebenserwartung von 30 Jahren. Die höhere Säuglingssterblichkeit wegen der früher herrschenden schlechteren hygienischen Bedingungen, der Unterernährung und der hohen Kinderzahl führt natürlich zur niedrigeren (statistischen) Lebenserwartung. Wenn früher allerdings ein Säugling die ersten 2 Jahre überlebte, hatte er gute Chancen, ein hohes Lebensalter zu erreichen.

Wird der Gesundheitszustand der Bevölkerung aber nicht mit der Lebenserwartung, sondern mit der Krankheitsstatistik beurteilt, so ergibt sich ein anderes Bild. Dem Tod gehen in der Regel langandauernde Gesundheitsschäden und Siechtum voraus, die durch die symptomorientierte Medizin mit viel personellem und finanziellem Aufwand verlängert wird. Die Ausgaben im Gesundheitswesen stiegen in den letzten Jahrzehnten rasant an und drohen, unser Gesundheitsystem zusammenbrechen zu lassen.

■ So schlecht wie heute war der Gesundheitszustand der „zivilisierten" Bevölkerung noch nie. ■

■ Neue Moleküle durch Hitze

Durch das Kochen, Braten, Grillen, Backen und Frittieren enstehen ähnlich einem chemischen Reaktor viele neue Moleküle, meistens Verbindungen zwischen Proteinen und Zuckerarten, die in der rohen Nahrung nicht vorkommen. Diese sog. Maillard-Moleküle (1916 von MAILLARD in Paris entdeckt) sind z.B. durch Hitze entstehende, braune Pigmente und Polymere, aus denen über chemische Zwischenprodukte Verbindungen wie Alkohole, Ketone, Aldehyde, Ester, Ether usw. entstehen. Viele dieser Substanzen sind giftig, fördern die Zellentartung oder Erbgutschäden, da sie u.a. die Bildung freier Radikale im Körper fördern. AMES, ein bekannter Krebsforscher, hat die Menge an Krebs erregenden Substanzen gemessen, die durch erhitzte Nahrung erzeugt werden. Beispielsweise nimmt der Mensch mit normaler Kochkost pro Tag eine Menge kanzerogener (= Krebs erregender) Substanzen zu sich, die etwa zwei Päckchen Zigaretten entspricht. Nimmt er die gleiche Nahrung gegrillt zu sich, erhöht sich die Menge auf eine Entsprechung von bis zu 10 Päckchen Zigaretten {65}. Glücklicherweise gelangen die Gifte erst in den Darm, wo sie durch das Immunsystem unschädlich gemacht werden. Falls allerdings die Schutzmechanismen geschwächt sind, können die schädigenden Substanzen ihre Wirkung entfalten.

■ Allein beim Kochen einer Kartoffel entstehen ca. 400 neue Substanzen. ■

■ Morphin in der Nahrung

Die Maillard-Moleküle haben zum Teil eine ähnliche Struktur wie Nervenbotenstoffe. Manche wirken suchterzeugend. Deswegen ist es auch so schwer, eine Rohkost-Ernährung konsequent durchzuführen, denn sobald wieder etwas Gekochtes,

Gebratenes oder Gebackenes gegessen wird, können diese Substanzen wieder im Gehirn entsprechende Rezeptoren erregen, die ein gutes Gefühl erzeugen, aber abhängig machen. Bei zwei Nahrungsmitteln ist dieser Mechanismus besonders ausgeprägt: Bei Kasein (besonders enthalten in Kuhmilch, aber auch in Schafs- und Ziegenmilch, weniger in Stuten- und Muttermilch) und bei Gluten (das in den Getreiden Weizen, Dinkel, Gerste, Roggen, Kamut, und als Avidin im Hafer vorkommt). Bei diesen beiden Eiweißarten kommen dem Morphium ähnliche Aminosäuresequenzen vor. Man nennt diese Substanzen deswegen auch Kaseo-Morphine und Gluteo-Morphine. Unter bestimmten Bedingungen (Stress, höheres Alter, Infektionen, Allergien, Verdauungsenzymmangel) werden diese Substanzen im Verdau-ungskanal nicht abgebaut und daher in wirksamer Form vom Darm aufgenommen {66, 67}. Es kann nach dem Verzehr zu einem sog. „Morphium-High" kommen, das gefolgt sein kann von Entzugserscheinungen wie Müdigkeit, Konzentrationsschwierigkeiten, Apathie und Depressionen.

Manche Lebensmittel verursachen nach dem Essen zwar ein gutes Gefühl, können aber abhängig machen.

Wichtig für Amalgambelastete!

Achten Sie bei der Ernährungsumstellung darauf, dass der Obstanteil nicht zu hoch ist (höchstens 20%). Gerade Amalgamvergiftete neigen wegen der dabei auftretenden Hefepilzbesiedelung des Darmes zu vermehrten Blähungen, die durch einen zu hohen Obstanteil verstärkt werden. Amalgamvergiftete benötigen zur Entgiftung ausreichend Eiweiß mit den schwefelhaltigen Aminosäuren Cystein, Cystin und Methionin. Gerade diese sind im Obst nicht in ausreichender Menge vertreten. Hochwertigste Aminosäuren sind in rohem Gemüse und vor allem in Wildkräutern (z.B. Löwenzahn, Wegerich, Gänseblümchen, Lindenblätter, Schafgarbe, Bärlauch, Birkenblätter, Vogelmiere, Zinnkraut, Ehrenpreis, Bärenklau usw.) und Nüssen enthalten. In Obst sind weit weniger Vitalstoffe wie Vitamine, Spurenelemente, sekundäre Pflanzenhilfsstoffe usw. enthalten. Gerade Amalgamvergiftete brauchen mehr dieser Stoffe als Menschen, die nie mit Amalgam in Berührung kamen. Viele Menschen, die sich von Rohkost mit zu vielen Früchten ernährten, wurden krank und mussten wieder auf normale Ernährungsweise wechseln. Die negativen Schlagzeilen, welche die Rohkosternährung

Weniger Obst, mehr Gemüse – so kann der Vitalstoffbedarf am besten gedeckt werden.

manchmal macht, beruhen auf solchen Erfahrungen. Dazu kommt, dass Länder, in denen Südfrüchte angebaut werden, hochgiftige Schädlingsbekämpfungsmittel anwenden, die bei uns schon längst verboten sind (z.B. DDT, Lindan, Kupfervitriol usw.). Der Konsum dieser Früchte bringt also eine zusätzliche Giftbelastung mit sich.

■ Das vegetarische Problem

Wenn über Ernährung geredet wird, stellt sich auch die Frage, ob eine vegetarische Ernährung (ohne Fleisch) oder gar vegane Ernährung (völlig ohne tierische Produkte, also ohne Milch, Eier, Honig etc.) gesundheitliche Vorteile bringen kann. Die meisten Menschen sind durch Negativschlagzeilen in den Medien verunsichert. Von der CMA (= Centrale Marketing Gesellschaft der deutschen Agrarwirtschaft), die sich (aus offensichtlichen Gründen) sehr für eine Steigerung des Fleischkonsums einsetzt, wird in allen Zeitschriften „Fleisch als ein Stück Lebenskraft" angepriesen. Was ist davon zu halten?

Der größte Teil der Menschheit hat seit Jahrtausenden ohne oder nur mit sehr wenig Fleisch und Milch gelebt. Gerade in Ländern mit hohem Fleisch- und/oder Milchkonsum treten vermehrt Krankheiten auf, beispielsweise auch die Knochenentkalkung (Osteoporose). In Ländern, in denen keine Milch und Milchprodukte konsumiert werden, ist diese Krankheit sehr selten. In Deutschland mit einem riesigen Pro-Kopf-Verbrauch an Milchprodukten, ist die Erkrankungshäufigkeit an Osteoporose hoch, obwohl Milch einen hohen Kalziumgehalt hat. Doch das Kalzium aus der Milch wird nur schlecht aufgenommen bzw. wird sogar vermehrt ausgeschieden.

■ Es ist wissenschaftlich gesichert, dass zur Deckung des Eiweißbedarfs, des Vitamin B_{12}-Bedarfs und des Eisenbedarfs kein Fleisch nötig ist. ■

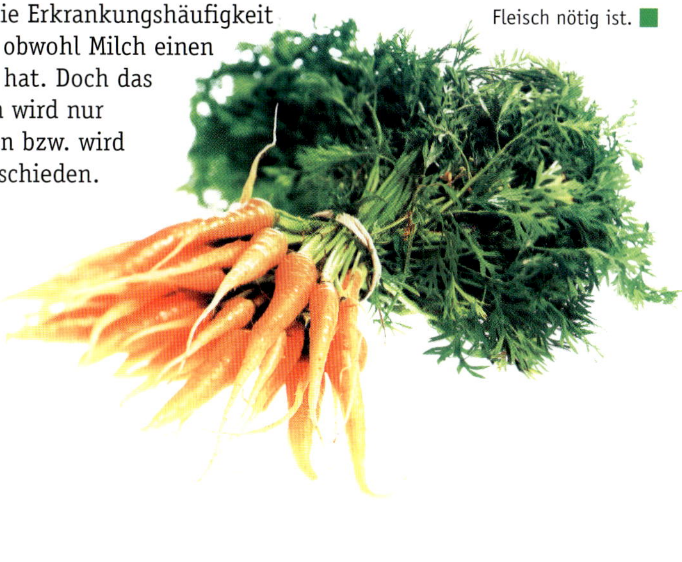

Fleisch- oder Pflanzenesser?

Die folgenden Aussagen sollen Ihnen helfen, sich Ihrer Ernährungssituation bewusst zu werden und die Konsequenzen beurteilen zu können.

Anatomie und Physiologie des Menschen deuten darauf hin, dass er für die Aufnahme pflanzlicher Nahrung ausgestattet ist.

Viele anatomisch-physiologische Gründe sprechen dafür, dass der Mensch kein „Fleischfresser" ist:

Die Zähne eines Fleisch fressenden Tieres sind lang, scharf und spitz, und zwar alle. Unsere Backenzähne haben die Aufgabe, zu zerquetschen und zu zermahlen. Die Kiefer eines Fleischfressers bewegen sich nur aufwärts und abwärts, während unsere Kiefer sich auch seitwärts bewegen können.

Der Speichel eines Fleischfressers ist säurehaltig zum Verdauen tierischen Eiweißes. Er enthält kein Ptyalin. Unser Speichel ist bei ursprünglicher Ernährung alkalisch (bei „Zivilisationsernährung" wird der Speichel allerdings sauer) und enthält Ptyalin zur Verdauung von Stärke.

Der Magen eines Fleischfressers ist ein einfacher runder Sack. Unser Magen hat eine längliche Form und eine komplizierte Struktur.

Der Verdauungstrakt eines Fleischfressers ist zwei- bis dreimal so lang wie sein Körper, um eine rasche Ausscheidung der schnell faulenden Nahrung zu gewährleisten. Beim Menschen ist dieser sechsmal so lang wie sein Körper, um die Nahrung lange zu halten.

Die Leber eines Fleischfressers kann 10–15 mal mehr Harnsäure ausfiltern als die eines Pflanzenfressers. Der menschliche Organismus verfügt nicht über das harnsäurespaltende Enzym Uricase, wie es Fleisch- und Allesfresser haben. Deswegen steigt bei fleischreicher Ernährung der Harnsäurespiegel im Blut, was u.a. zu Gicht führen kann.

Der Urin eines Fleischfressers ist sauer, Pflanzenfresser, Affen und Menschen haben normalerweise alkalischen Urin. Der Verdauungstrakt des Menschen ähnelt dem der Affen am meisten.

Die Zunge eines Fleischfressers ist rau, unsere ist glatt.

Der Mensch kann Vitamin C nicht selbst bilden. Jene Lebewesen, die dies ebenfalls nicht können, sind Pflanzenköstler (Meerschweinchen, Affen, Kaninchen usw.). Sie nehmen über pflanzliche Kost genug Vitamin C auf, während im Fleisch Vitamin C nur in geringsten Spuren vorkommt.

Es gibt auch andere Gründe, die gegen den Fleischkonsum des Menschen sprechen:
Könnten Sie selbst ein Tier töten, es ausnehmen und roh essen, wie es Fleischfresser tun?
Fleischfresser fressen immer zuerst die Innereien (Gedärm, Leber, Nieren), das Muskelfleisch überlassen sie eher den Aasfressern.
Bekommen Sie Appetit und läuft Ihnen der Speichel im Munde zusammen, wenn Sie eine Kuh oder ein Schwein auf der Wiese sehen, wie es die Fleischfresser bekommen? Oder spricht Sie ein frischer Salat oder Obst an? Unsere Instinkte sprechen eher gegen einen regelmäßigen Fleischverzehr.
Ethische Gründe (Tiertransporte, Massentierhaltung, Hunger in den Entwicklungsländern) sprechen für viele Menschen ebenfalls dagegen.
Durch hohen Fleischkonsum wird die widernatürliche Massentierhaltung unterstützt. Die Tiere bekommen kein artgerechtes Futter (oft Tiermehl aus Abdeckereien, die Schlachtabfälle und kranke Tierkadaver verwenden, wie der BSE-Skandal zeigte; schwermetallbelastete Fischmehle aus der sog. Gammelfischerei u.a.). Sie sehen kein natürliches Licht, atmen schlechte Luft, haben viel zu wenig Platz und sind deswegen krank.
Essen sie gern Fleisch von dahinsiechenden Tieren? Durch den Transport in die Schlachthöfe wird das Fleisch zusätzlich mit Stresshormonen überschwemmt.

■ Ein paar Zahlen

Allein in Deutschland mit seinen etwa 80 Millionen Einwohnern werden jährlich 50 Millionen Schweine, 6 Millionen Rinder und 300 Millionen Hühner, Gänse, Puten, Enten usw. zum Schlachten gehalten. Diese brauchen enorme Mengen an Futtermitteln. Der Verbrauch an Futtergetreide liegt bei über 70 Millionen Tonnen in Deutschland – an Brotgetreide für den Menschen werden nur 7 Millionen Tonnen verbraucht. Die Tiere erzeugen gewaltige Mengen an Jauche und Mist, die mit Giften aus der Tiernahrung belastet sind und die wiederum die Böden, das Trinkwasser und die Luft belasten. Etwa 80% des auf die Felder ausgebrachten Stickstoffes gelangen in die Atmosphäre, was zum sauren Regen und zur Überdüngung des Waldes beiträgt.

■ Zahlen machen deutlich, welcher überdurchschnittliche Anteil an Nahrungsressourcen und Umweltbelastungen zur Tiermast beiträgt. ■

Die Schlachttierhaltung verbraucht zehnmal mehr Futtermittel, als wenn der Mensch diese selbst essen würde. Ein Großteil der Futtermittel (z.B. Sojabohnen) wird aus Drittweltländern importiert. Auf der Erde könnten mit biologisch angebauter pflanzlicher Nahrung etwa 12 Milliarden Menschen ausreichend ernährt werden!

Für die Produktion von einem Pfund Rindfleisch werden rund 9500 Liter Wasser benötigt. In einem Monat verbraucht ein Fleischesser über den Umweg Tier genauso viel Wasser, wie ein Pflanzenesser in einem Jahr.

Trotz des BSE-Skandals werden bereits wieder 80% der Menge an Rindfleisch verspeist, die vor dem Skandal verzehrt wurde.

Denken Sie darüber nach, weniger oder kein Fleisch zu verwenden und auch weniger oder keine Milch zu sich zu nehmen, da deren Erzeugung häufig mit ähnlichen Grausamkeiten an den Tieren erkauft wird. Achten Sie auf Produkte aus biologischer Erzeugung. Sie schützen sich selbst, ihre Mitmenschen und ihre Umwelt damit!

Berühmte Vegetarier

Der vegetarisch lebende Schriftsteller George Bernard Shaw (1856–1950) formulierte es treffend: „Die Leute sagten zu mir: Du musst Fleisch essen, sonst musst du sterben! Ich tat keines von beiden."

Weitere bekannte Vegetarier: Hippokrates, Pythagoras, Sokrates, Plato, Aristoteles, Diogenes, Jean Jacques Rousseau, Jesus {70,71,72}, Buddha, Ghandi, Leonardo da Vinci, Augustinus, Franz von Assisi, Tolstoi, Laotse, Nietzsche, Wilhelm Busch, Edward Carpenter, Christian Morgenstern, Schopenhauer, Voltaire, Albert Einstein, Thomas Edison, Manfred Kyber, Joschka Fischer, Carl Lewis, Martina Navratilova, Albert Schweitzer, Dr. med. Max Bircher-Benner, Dr. med. Max Otto Bruker, Dr. Hindhedde, Tina Turner, Paul Mc Cartney, Prinz Charles, Claudia Schiffer, Cindy Crawford, Richard Gere, Astrid Lindgren, Rheinhard Mey, Viktoras Kulvinskas u.v.a..

Allerdings sollte nicht daraus geschlossen werden, dass Vegetarier automatisch bessere Menschen wären. Hitler z.B. war auch Vegetarier und sehr tierliebend.

Unzählige Studien belegen die gesundheitlichen Vorteile einer frischkostreichen und Tiereiweiß-armen Ernährung:

- ▷ geringere Krebshäufigkeit
- ▷ weniger Herz-Kreislauferkrankungen
- ▷ weniger Allergien
- ▷ weniger Erkrankungen des Verdauungs- und Bewegungsapparates
- ▷ höhere sportliche Leistungsfähigkeit
- ▷ höheres Lebensalter in guter körperlicher Verfassung usw.

In mehreren Studien belegte der bekannte amerikanische Kardiologe Dean Ornish, dass die Umstellung auf eine fettarme, vegetarische Ernährung mit hohem Rohkostanteil sogar manifeste Arteriosklerose (Blutgefäßverengung) heilen kann und dass seine strenge Therapie (bekannt als Ornish-Therapie) bessere Ergebnisse bei Patienten mit koronarer Herzkrankheit erzielt als die übliche Therapie mit Bypass-Operationen, Erweiterung von Engstellen in den Herzkranzgefäßen über Herzkatheter und Medikamenten gegen hohen Blutdruck und hohe Blutfettspiegel {84–87}. Die Behandlungskosten liegen nur bei einem Bruchteil der schulmedizinischen Therapie, wenn auch wesentlich mehr persönliche Konsequenz dazu notwendig ist.

Nur gelegentlicher Fleischkonsum (etwa ein Mal pro Woche) stellt keinen Nachteil für die Gesundheit dar.

Die Eiweißfrage

Die Muttermilch enthält etwa 1,5–2% Eiweiß. Mit dieser (rohen) Nahrung verdreifacht ein Säugling sein Gewicht innerhalb von einem Jahr. Wenn wir die Muttermilch als Maßstab für ein ideal zusammengesetztes Lebensmittel sehen, so bedeutet dies, dass der Eiweißgehalt unserer Ernährung (einschließlich Trinkflüssigkeit) nicht höher als 2% sein soll. Der Eiweißbedarf nimmt im Erwachsenenalter, der nur noch einen Erhaltungsstoffwechsel hat, eher noch ab. Interessanterweise haben Pflanzen einen ähnlichen Eiweißgehalt wie Muttermilch. Die normale bürgerliche Kost mit Fleisch, Wurst, Fisch, Eiern, Quark, Käse und Milch enthält ein Vielfaches des Notwendigen, ist also eine Eiweißmast. Pflanzen enthalten alle nötigen Aminosäuren. Allerdings

Kundig kombiniert lässt sich mit pflanzlichem Eiweiß sogar eine höhere biologische Eiweißwertigkeit erzielen als mit tierischem Eiweiß.

müssen pflanzliche Eiweiße sinnvoll miteinander kombiniert werden, um das gesamte notwendige Aminosäuren-Spektrum abzudecken und so eine hohe „biologische Eiweißwertigkeit" zu erhalten.

Natives oder denaturiertes Eiweiß?

Eiweiß verändert – trotz immer noch gleicher Zusammensetzung – beim Erhitzen seine Struktur, es wird denaturiert. Prof. Kollath wies bei Tierfütterungen nach, dass die übliche Extraktion des Kaseins (ein Eiweißbestanteil der Milch) bei 74°C zu einer solchen Denaturierung des Eiweißes führt, dass die Versuchstiere innerhalb von 4–6 Wochen starben. Die biologische Funktion des denaturierten Eiweißes ist gestört. Bei der Fütterung mit Kasein, das durch schonende Extraktion bei 34°C gewonnen wurde, konnten die Tiere bei sonst gleicher Diätzusammensetzung jahrelang am Leben erhalten werden. Ab einer Temperaturgrenze von 43°C wird Eiweiß denaturiert.
Proteine haben eine bessere Qualität, wenn sie unerhitzt (nicht über 43°C, also nativ) gegessen werden. In dieser Form wird weniger als ein Drittel der gekochten (=denaturierten) Eiweißmenge benötigt.

Sekundäre Pflanzenhilfsstoffe

Sekundäre Pflanzenhilfsstoffe können z.B. Krebs und Arterienverkalkung verhüten und beseitigen.

Neben den Hauptnahrungsbestandteilen, neben Vitaminen und Mineralstoffen existieren in pflanzlicher Nahrung zahllose weitere Wirkstoffe wie Enzyme und sog. sekundäre Pflanzenhilfsstoffe (Anthozyane, Lignin, Phytosterine, Polyphenole, Bioflavonoide, flüchtige Öle, Aroma- und Bitterstoffe). Mittlerweile sind ca. 10000 dieser Substanzen bekannt. Man schätzt die Zahl aber auf über 100000. Viele dieser Stoffe und auch einige Vitamine (z.B. Vitamin C, Folsäure) werden durch Erhitzen zerstört. Durch Erhitzen werden auch die in Pflanzen vorkommenden mehrfach ungesättigten Fette z.T. in gefährliche Substanzen verwandelt (freie Fettsäureradikale, trans-Fettsäuren).
Gerade Quecksilberbelastete sollten den Fettkonsum sehr stark reduzieren, denn Quecksilber behindert Enzyme in den Mitochondrien, die Fette abbauen können. Außerdem verstärkt es die Oxidation der Fettsäuremoleküle und des Cholesterins, was wiederum zu Arteriosklerose und Krebs führt. Deshalb gilt hier

das Motto: mehr Qualität und weniger Quantität! Benutzen Sie möglichst Nahrungsmittel aus biologischem Anbau oder aus dem eigenen (unvergifteten) Garten. Diese enthalten nachweislich mehr wichtige Vitalstoffe und weniger Schadstoffe als Pflanzen aus konventionellem oder integriertem Anbau.

■ Frisch ist wichtig

Rohe, frische Nahrungsmittel strahlen Licht aus (Bio-Photonen, ultraschwache Luminiszenz), wie Messungen von PROF. F.A. POPP ergaben. Erhitzte, radioaktiv bestrahlte oder verdorbene Nahrung sendet kein Licht mehr aus, ist also „tot“.
Wie wichtig frische Nahrung ist, belegen Untersuchungen von KÜHNAU und BERNASECK (vgl. auch Tabelle 8 im Anhang), die fünf Gruppen von Ratten zur Hälfte mit normaler Kost und zur anderen Hälfte aus verschiedenen Getreidezubereitungen ernährten. Dabei wurde die Zahl der Nachkommen über vier Generationen analysiert.
Ratten, die ausschließlich mit Auszugsmehl gefüttert werden, sterben innerhalb weniger Wochen. Die Ratten, die Vollkornbrot aus frisch gemahlenem keimfähigen Getreide bekamen, benötigten etwa die dreifache Nahrungmenge wie die Ratten, die frisch gemahlenes Vollkornmehl erhielten.

■ Zur Verträglichkeit

Rohe Nahrung wird nach DR. BRUKER von Patienten mit Erkrankungen des Verdauungsapparates (Geschwüre, chronische Entzündungen, Durchfall, Krebs, Zustand nach Magen- oder Darm(teil)entfernung, Enzymmangel, Magensenkungen, chronischem Reizmagen, Sodbrennen, Divertikulose) besser vertragen und verdaut als übliche Schonkost-Arten {80}. Selbst untergewichtige Personen nehmen wieder zu, falls der Obstanteil nicht zu hoch ist (sonst ist das Gegenteil der Fall). Schwerkranke profitieren stark, wenn ihr Rohkostanteil auf 100% gesteigert wird.
Unverträglichkeiten können durch falsche Kombinationen verschiedener Nahrungsmittel entstehen. Besonders Zucker (auch brauner Zucker, Ahornsirup, Honig, Trockenfrüchte usw.), Obst- und Gemüsesäfte und gekochtes Obst machen eine ursprünglich gesunde Ernährung unverträglich. Deshalb sollten sie besonders während der Umstellungsphase unbedingt gemieden werden.

■ In der richtigen Zusammensetzung ist eine Ernährung mit Rohkost besser verträglich. ■

In der Phase der Ernährungsumstellung müssen einige Grundsätze berücksichtigt werden, damit sie gut vertragen wird.

Auch das Mischen von Obst mit Getreide oder Gemüse führt meist zu Unverträglichkeiten. Manche Menschen vertragen in der Umstellungsphase auch keine Getreideprodukte (Brot, Müsli, Nudeln usw.), insbesondere keine glutenhaltigen Getreide (Weizen, Roggen, Gerste, Hafer, Dinkel, Kamut). Die Darmflora ist ein Spiegel unserer Ernährung. Bei Umstellung auf Vollwert- oder Rohkost stellt sich die Darmflora um. Das geht zunächst mit verstärkter Blähungsneigung einher. Der Prozess dauert etwa vier Wochen.
Unterstützend zur Darmentgiftung wirkt eingeweichter Flohsamen, der ein hervorragendes Therapeutikum bei Verstopfung und auch bei Durchfall ist. Heilerde, regelmäßig genommen, unterstützt die Entgiftung über den Darm. Manche Heilerden enthalten aufgrund ihres geologischen Vorkommens recht beträchtliche Mengen an Quecksilber. Deshalb vorher die Analysewerte ansehen. Eine recht gute Heilerde ist zum Beispiel Luvos Ultra.

Ernährungsmaßnahmen auf einen Blick:
Vermeiden Sie Fabrikzucker und andere isolierte Zuckerarten.
Vermeiden Sie raffinierte Pflanzenöle (fast alle Öle, die im Lebensmittelmarkt zu kaufen sind und alle Margarinen).
Reduzieren Sie insgesamt den Fettkonsum.
Vermeiden Sie Auszugsmehle (Weißmehl, Graumehl etc.).
Reduzieren Sie tierisches Eiweiß (Fleisch, Milch, Eier), noch besser wäre der Ersatz durch ein hochwertiges pflanzliches Eiweißprodukt, wie es z.B. „Lopino" bietet (ein Extrakt der Süßlupine mit aktivem Vitamin B_{12}).
Achten Sie trotzdem während der Entgiftungsphase auf ausreichende Proteinzufuhr (evtl. doch frische rohe Eier, falls keine Allergie auf dieses Eiweiß besteht).
Keine Genussgifte (Kaffee, Nikotin usw.).
Vermeiden Sie Salz und Geschmacksverstärker (wie Glutamat).
Achten Sie auf einen hohen Frischkostanteil der Nahrung (Gemüse, Wurzeln, Wildkräuter, nur wenig Obst).
Bevorzugen Sie vollwertige Nahrungsmittel (Vollkorn, Vollreis etc.).

Mischen Sie Obst nicht mit anderen Nahrungsmitteln (Getreidemüsli!), wobei Sie die individuelle Verträglichkeit testen sollten.
Falls Sie ein sehr empfindliches Verdauungssystem haben: Vermeiden Sie Getreide, kein Mischen von mehreren Speisen, bis der Gesamtgesundheitszustand stabilisiert ist.
Verwenden Sie kaltgepresste Öle aus biologischem Anbau (nicht erhitzen).
Verwenden Sie am besten Nahrungsmittel aus biologischem Anbau oder aus dem eigenen (unvergifteten) Garten.
Berücksichtigen Sie Ihre individuelle Bedürfnislage und Konstitution und besprechen Sie diese mit Ihrem jeweiligen Therapeuten.

Nahrungsergänzungen

Spurenelemente, Vitamine, Mineralien, Enzyme, Aminosäuren, Fettsäuren, die man wie Medikamente unabhängig von der natürlichen Nahrung zu sich nimmt, nennt man Nahrungsergänzungsmittel. Am besten ist es aber, diese Vitalstoffe über eine ausgewogene Ernährung aufzunehmen. Natürliche Nahrungsmittel enthalten die Vital- und Nährstoffe in einem optimalen Mengenverhältniss. Trotzdem hat die sogenannte orthomolekulare Medizin, begründet vom zweifachen Nobelpreisträger PROF. LINUS PAULING große Erfolge. Sie führt teilweise extrem dosiert Vitamine und Mineralstoffe zu.
Eine hochdosierte Gabe von **Vitamin C** (1–5 g) verstärkt beispielsweise die Entgiftung von Quecksilber und Zinn. Dabei ist es wichtig, natürlich gebundenes oder als Ester gebundenes Vitamin C zu benutzen. Es wirkt besser und wird im Darm langsamer aufgenommen. Therapeutisch können 30 g gepuffertes Vitamin C intravenös zur Steigerung der Schwermetallentgiftung gegeben werden. Die Wirkung von Vitamin C wird verstärkt, wenn zusätzlich natürliches Vitamin E und Beta-Carotin eingenommen werden. Vorsicht ist jedoch bei Nierenproblemen mit hochdosiertem Vitamin C (über 1000 mg) geboten.

Falls über die Ernährung nicht genügend Vitalstoffe aufgenommen werden (was bei der durchschnittlichen Ernährung immer der Fall ist), können sie durch Nahrungsergänzungsmittel zugeführt werden.

Auch das Spurenelement **Germanium**, das übrigens in Knoblauch und Bärlauch vorkommt, verstärkt die Quecksilberausscheidung. Andere Vitamine, vor allem **B-Komplex-Vitamine**, an denen es bei Schwermetallvergifteten mangelt, **Mineralstoffe** wie Calcium, Kalium, Magnesium, Eisen, Schwefel u.a. sind ebenso wichtig wie die **Spurenelemente** Selen, Zink, Chrom, Molybdän, Mangan, Jod, Kupfer, Germanium usw., damit der Organismus optimal funktioniert. Manche B-Vitamine können selbst Quecksilber binden und unschädlich machen. Insgesamt werden diese Vitalstoffe besser vom Körper verwertet, wenn sie aus natürlichen Quellen stammen.
Patricia Kane entwickelte die orthomolekulare Therapie erfolgreich weiter, mit der sie Mängel genau diagnostizieren und gezielt behandeln kann. Einige Therapeuten beherrschen diese Methode.

Selen und Zink

Selenmangel erhöht die Häufigkeit von Herz-Kreislauf-Krankheiten und Krebs, die beiden häufigsten Todesursachen in den Industrieländern.

In einer gut dokumentierten Studie von 1996 konnte gezeigt werden, dass Krebskranke, die täglich 200 µg Selen erhielten, wesentlich seltener an Krebs starben und weniger an Krebs neu erkrankten. Aufgrund dieser Ergebnisse wurde die Studie abgebrochen, da es ethisch nicht mehr vertretbar war, den Teilnehmern der Vergleichsgruppe das Selen vorzuenthalten {88}. Selen ist Bestandteil des Enzyms Gluthation-Peroxidase, das Freie Radikale entgiften kann.
Über 200 Enzyme benötigen Zink. Zinkmangel führt zu gestörter Wundheilung, Haarausfall, neurologischen Krankheiten, Wachstumsverzögerung, Geschmacks- und Geruchsverslust und Hautschäden. Nach Schätzungen der Deutschen Gesellschaft für Ernährung sind 60% der Deutschen mit Zink unterversorgt
Unzweifelhaft werden bei einer Quecksilberbelastung Selen und Zink verbraucht, sodass Mangelzustände auftreten können. Problematisch ist, dass Selen sich irreversibel (also unwiderruflich) an das Quecksilber bindet – es entsteht Quecksilberselenit – , das in dieser Form nur schwer aus dem Körper entfernt werden kann. Über die Wirkungen dieser Verbindung gibt es noch keine Erkenntnisse. Deshalb ist es gut, den Selenspiegel zu kontrollieren und nur bei Mangel dafür zu sorgen, dass das Defizit behoben wird.

Vorsicht!
Zink kann in höheren Dosierungen die giftige Wirkung des Quecksilbers auf das Nervensystem verstärken (siehe Seite 42). Deshalb darf es nur bei nachgewiesenem Zinkmangel zusätzlich eingenommen werden!

■ Enzyme

Die Entgiftungstätigkeit kann durch Enzyme gefördert werden. Funktionsfähige Enzyme sind nur in frischen, rohen Nahrungsmitteln enthalten, weil sie ab 43 °C zerstört werden. Als Ergänzung können Enzyme auch als Medikament (z.B. Wobenzym®, Sanuzella ZYM®, Zell-Oxygen®) eingenommen werden.

■ Fettsäuren

Es werden drei verschiedene Arten von Fettsäuren (= FS) unterschieden:

▷ gesättigte FS (z.B. hoher Anteil in tierischen Fetten, Kokos- und Palmfett).
▷ einfach ungesättigte FS (z.B. die in Olivenöl vorkommende Ölsäure).
▷ mehrfach ungesättigte Fettsäuren FS (hoher Anteil z.B. in Distel-, Sonnenblumen- und Sojaöl).

Die Bezeichnung „gesättigt" gibt an, dass alle Atome, aus denen die Fettsäure zusammengesetzt ist (Kohlenstoff und Wasserstoff), in fester Verbindung zueinander stehen. Sie haben nur geringe Neigung, Verbindungen mit anderen Substanzen einzugehen. Ungesättigte Fettsäuren sind an einer, zwei oder drei Stellen (= ein-, zwei- oder dreifach ungesättigt) noch für andere Bindungen frei. Im Organismus werden an diese Stellen meistens Eiweiße angebaut – es entstehen die sog. Lipoproteine, die für unzählige Funktionen im Organismus notwendig sind. Sie bilden auch die Zellmembran, also die „Haut" unserer Zellen.

Grundsätzlich sollte die Nahrung bei unserer heutigen Lebensweise fettarm sein. Das konsumierte Fett sollte dabei qualitativ sehr hochwertig sein, dann kann es sogar einen erhöhten Cholesterinspiegel senken oder Arterienverkalkungen zurückbilden.

Fett macht nicht „fett", wenn es in natürlicher Form aufgenommen wird!

Gesättigte und einfach ungesättigte Fettsäuren kann der menschliche Organismus selbst herstellen. In der Regel enthalten fast alle naturbelassenen Nahrungsmittel wie Gemüse, Kräuter, Obst, Getreide und vor allem Nüsse Fette, die für die menschliche Ernährung vollständig ausreichen. Diese geringen Mengen an Fetten reichen aus, die wichtigen fettlöslichen Vitamine (A, E, D, K) aufzunehmen. Der Gehalt an fettlöslichen Vitaminen ist wichtig für den Stoffwechsel.

Für Zellfunktion und -regeneration sind kleine Mengen hochungesättigter Fettsäuren nötig, die der Mensch aber nicht selbst herstellen kann. Die wichtigsten sind Linolsäure (Omega-6-Fettsäure) und Linolensäure (Omega-3-Fettsäure), die über die Nahrung aufgenommen werden müssen.

Allerdings können ungesättigte und besonders die mehrfach ungesättigten Fettsäuren auch zu einem Risikofaktor für Krankheiten werden. Denn mehrfach ungesättigte Fettsäuren sind hochreaktive Moleküle, die durch Erhitzen oder Alterung bzw. durch Lichteinwirkung zu schädlichen Substanzen (trans-Fettsäuren, Fettsäureradikale) werden. Deswegen sollten diese Öle nur in Form des ganzen Lebensmittels (Sonnenblumen-, Walnuss-, Sesamkerne, Leinsamen usw.) oder als frische, kaltgepresste und unerhitzte Pflanzenöle verwendet werden. Von raffinierten Ölen, die bei 300°C zur Steigerung der Ausbeute gepresst werden, ist dringend abzuraten. Das betrifft ebenso die durch Kochen, Backen, Frittieren oder Grillen stark erhitzten, mehrfach ungesättigten Öle.

Nur frische, kaltgepresste, unerhitzte Pflanzenöle sind für den Organismus gut verträglich.

Der Bildung freier Fettsäureradikale beugt das in der Regel in Pflanzenölen vorhandene Vitamin E vor. Je höher der Verzehr von mehrfach ungesättigten Fettsäuren ist, desto höher ist der Verbrauch an Vitamin E im Körper.

Bei der Zufuhr von mehrfach ungesättigten Fettsäuren gibt es noch ein anderes Problem: das Verhältnis der mehrfach ungesättigten Fettsäuren in unserer Ernährung. Omega-6- und Omega-3-Fettsäuren müssen bestimmte Aufgaben im Körper erfüllen und hierzu in einem bestimmten Mengenverhältnis stehen (Omega-6 zu Omega-3 im Verhältnis 2,5 zu 1). Überschreitet die Omega-6-Fettsäuremenge dieses Verhältnis, wirken die eigentlich essentiellen Fettsäuren dann ungünstig und können Krankheiten begünstigen. Reich an Linolsäure (also Omega-6-Fettsäure) sind z.B. Distelöl und Sonnenblumenöl. Bitte nicht zu reichlich verwenden und nicht durch Erhitzen oder Auswahl raffinierter Fette in gesundheitsabträgliches Fett verkehren!

Es kommt auf die richtige Mischung der für den Organismus wichtigen ungesättigten Fettsäuren an.

Derzeit wird der Verbrauch von Omega-3-fettsäurehaltigen Fischölen aus Meeresfischen propagiert, die als Abfallprodukt anfallen. Sie können allerdings stark mit Schwermetallen und Umweltgiften belastetet sein, weil sich die Toxine in der Nahrungskette anreichern. Auch ökologische Gründe, wie die Überfischung der Meere und das Stören des Ökogleichgewichtes, sprechen dagegen. Fischöle sind nicht die einzige, wenn auch die bekannteste Quelle für Omega-3-Fettsäuren – auch Pflanzen können diese Fette synthetisieren. Hohe Anteile sind z.B. in Leinöl, aber auch in Raps- oder Walnussöl. Zusätzlich sind sie in grünen Wildkräutern und Portulak sowie manchen Kaltwasseralgen enthalten. Aus Linolensäure kann der Körper auch die wirksamere Omega-3-Fettsäure „Eicosapentaensäure" (EPA) und „Decosapentaensäure" (DPA) selbst herstellen (wirkt u.a. als Entzündungsschutz).

Tipps für den Umgang mit Fett

Verwenden Sie nur frische (Haltbarkeitsdatum!), kaltgepresste, licht- und wärmegeschützte Öle in Maßen.

Erhitzen Sie diese Öle auf keinen Fall durch Kochen, Braten, oder Backen.

Gute Öle, die in einem besonders schonenden Verfahren gewonnen werden, gibt es z.B. im Bio- oder Naturkostladen oder im Reformhaus.

Da Samen (Sonnenblumen, Sesam, Soja, Leinsamen usw.) sehr gut Umweltgifte speichern können, empfiehlt es sich, nur Öle aus kontrolliert biologischer Landwirtschaft zu verwenden, da diese messbar weniger Schadstoffe enthalten.

Glutathion wird vom Körper hergestellt und schützt die Zellen vor freien Radikalen. Es macht eine Vielzahl von Giften unschädlich und wirkt gegen Infektionen (insbesondere antiviral). Quecksilber behindert Glutathion.

Glutathion und Ziegenmolke

Glutathion und N-Acetyl-Cystein (NAC) sollen die Entgiftungsfähigkeit des Körpers unterstützen. NAC und Glutathion wirken wie Chelatbildner und können Quecksilber aufnehmen. Bei Menschen, die an einem angeborenen Mangel Glutathion produzierender Enzyme leiden, wirkt sich eine Quecksilberbelastung in besonderem Maße schädlich aus.

Wichtig ist, dass Glutathion erst im fortgeschrittenen Entgiftungsstadium gegeben wird, wenn Quecksilber bereits aus dem Bindegewebe entfernt wurde. Sonst könnte Glutathion auf seinem Weg Quecksilber aufnehmen und in die Zelle transportieren (Therapiehinweise dazu im Anhang). Glutathion führt nicht zu einem unerwünschten Mineralstoffverlust.

Besonders verzweigtkettige Aminosäuren wie **Leucin, Valin** und **Isoleucin** scheinen einen ausgesprochen fördernden Effekt auf die Schwermetallentgiftung zu haben. Konzentrate mit diesen Aminosäuren sind inzwischen erhältlich, besonders hoch ist der Gehalt in Ziegenmolke (nicht Kuhmolke).

Ziegenmolke erhöht durch die hohen Mengen an Cystein den intrazellulären Glutathiongehalt und enthält hohe Anteile an verzweigtkettigen Aminosäuren. Deshalb kann sie zu einer effektiven intrazellulären Entgiftung beitragen, daneben dürften die in der Molke enthaltenen, unbekannten Peptide ebenfalls eine Rolle für die Entgiftungsfähigkeit spielen.

Ausleitungsunterstützend wirken die hohen Mengen an Mineralstoffen und Spurenelementen, die hier in natürlicher Form vorliegen. Am wirksamsten ist Ziegensauermolke. Sollte getrocknete Ziegenmolke verwendet werden, so ist auf deren Herstellung im aufwendigen Gefriertrocknungsverfahren zu achten, damit die wichtigen Ziegenmolkeproteine nativ bleiben und nicht durch Hitze geschädigt werden.

Vitamin C für die orale Einnahme ist am wirksamsten in natürlicher Form oder als Esterverbindung.

Sie kann alternativ oder zusammen mit Glutathion eingesetzt werden. Eine ergänzende Wirkung hat die Gabe von natürlichen Vitamin C-Quellen (z.B. Acerola-Pulver), denn Vitamin C kann anorganische Quecksilberionen und organisches Quecksilber reduzieren (in elementares Quecksilber umwandeln). Ähnlich wie Glutathion kann es zu einer verstärkten intrazellulären Ausleitung führen.

Sekundäre Pflanzenhilfsstoffe, oligomere Procyanide

Besonders hervorzuheben sind bei den sekundären Pflanzenhilfsstoffen (siehe auch Seite 102) die **oligomeren Procyanide** (= OPC), die in Schalen und Kernen von Trauben sowie in Wildkräutern (Weißdorn) vorkommen. Deren antioxidative Wirkung ist 50-mal höher als die von Vitamin E.

Auch hierbei sollte darauf geachtet werden, dass nur Extrakte oder Traubenkernmehle aus ökologisch angebauten Trauben verwendet werden, die nicht den im konvetionellen Weinbau üblichen Bioziden (Spritzmitteln) ausgesetzt sind.

Manche Kräutermischungen (z.B. Ayurvedische Ausleitungsmittel) scheinen einen guten Ausleitungseffekt zu erzielen. Die Wirkung ist vermutlich auf antioxidative und zellgenerierende Pflanzenwirkstoffe wie OPC zurückzuführen.

Sekundäre Pflanzenhilfsstoffe haben teilweise eine wesentlich höhere antioxidative Wirkung als Vitamine.

Mariendistel

Die Wirkstoffe der Mariendistel (Silymarine) schützen die Leberzellen vor Giften und führen zu einer gesteigerten Entgiftung über die Galle. Silymarin erhöht dir Produktion von körpereigenen entgiftenden Enzymen wie Glutathion-S-Transferase (GSH) sowie den Gehalt der Superoxid-Dismutase (SOD) in der Leber und schützt dadurch vor Lipidoxidation und Hämolyse. Sogar bei Leberverfettung durch Alkohol konnten bei Tagesdosierungen von etwa 400 mg Silymarin eindrucksvolle Heilungserfolge erzielt werden.

Leberunterstützung und Leberschutz gegen freie Radikale: die Mariendistelwirkstoffe machen's möglich.

Antivirale Mittel

Schwermetallvergiftungen bereiten den Boden für chronische Infektionen. Deshalb bietet sich neben der Entgiftungs- auch eine antiinfektiöse Therapie an.

Omega-3-Fettsäuren wirken über Mechanismen der Zellmembran antiviral, indem infizierte Zellen vom Immunsystem erkannt und vernichtet werden. Außerdem verhindern sie das Eindringen von Viruspartikeln in die Zelle

Glutathion und Ziegenmolke haben ebenfalls eine antivirale Wirkung durch die verbesserte Zellabwehr.

Direkt virusabtötend wirkt Johanniskraut zusammen mit Licht.

Thioctacid

Durch Quecksilber wird auch das für die Reparatur von Nerven wichtige Coenzym A blockiert. **Thioctacid** (= alpha-Liponsäure, normalerweise z.B. bei Herz-Kreislauferkrankungen eingesetzt) kann zusammen mit hochdosierter **Panthotensäure** zu einer Aktivierung der Funktion von Coenzym A führen und somit regenerierend auf das Nervengewebe wirken.
Thioctacid wirkt metallchelierend (vgl. Seite 68 und 90) und antioxidativ. Es steigert die Schwermetallausscheidung über die Niere.
Zudem regeneriert Thioctacid Vitamin C und E sowie Glutathion im Stoffwechsel.

MSM, natürlicher Schwefel

Die entgiftende Wirkung von Chelatbildnern wie DMPS, DMSA, Glutathion, NAC, alpha-Liponsäure und Vitamin B_1 beruht auf Schwefelgruppen, die Schwermetalle binden.

MSM (= Methylsulfonylmethan) ist die chemische Bezeichnung für die organische Schwefelform, die dem Menschen als Hauptquelle für seinen Schwefelbedarf dient. Schwefel ist für die Gesundheit und für die Ausleitung von Schwermetallen ein unentbehrliches Element. Quecksilber und andere zweiwertige Schwermetalle werden im Organismus beispielsweise durch schwefelhaltige Seitengruppen (Sulfhydryl-Gruppen = SH-Gruppen) gebunden und dadurch ausscheidungsfähig. Bei einem Schwefelmangel funktionieren deshalb diese Ausscheidungsmechanismen nicht mehr.
Durch unsere teilweise Mangelernährung fehlen nicht nur wichtige Vitamine, Mineralstoffe und Spurenelemente, sondern auch Mengenelemente wie Silizium und Schwefel. Die Struktur von Eiweißen wird maßgeblich durch Schwefelgruppen bestimmt. Bindegewebe (Kollagen), Knorpel (Proteoglykane, Chondroitin) und Haare (Keratin) enthalten besonders hohe Mengen an Schwefel. Etwa 140 g Schwefel sind im Organismus eines Erwachsenen enthalten. Auch als „Schönheitsmineral" bezeichnet, ist Schwefel notwendig für den Erhalt der Struktur und der Elastizität von Geweben und der Haut.

Die positive Wirkung von Rohkost auf die menschliche Gesundheit ist sicher auch auf den hohen MSM-Gehalt zurückzuführen.

Menschen und Tiere nehmen MSM, das Bestandteil des Schwefelkreislaufs auf der Erde ist, über Pflanzen mit frischer Nahrung auf. Sobald Nahrungsmittel verarbeitet werden (Schneiden, Erhitzen, Trocknen, Lagern), nimmt der Gehalt an dem leicht flüchtigen MSM schnell ab.

MSM führt zu einer verstärkten Aufnahme der meisten Vitamine und verlängert deren Lebensdauer, ihre Wirkung wird synergistisch verstärkt. Zudem macht MSM freie Radikale unschädlich und verhütet dadurch Schäden an Zellbestandteilen: entweder direkt oder durch Einbau in Radikalfänger (Cystein, Glutathion). Durch die verbessserte Durchlässigkeit der Zellmembran wird die Ausscheidung intrazellulärer Toxine gesteigert. MSM kann die Blut-Hirn-Schranke überwinden und seine entgiftende und antioxidative Wirkung auch im Gehirngewebe entfalten. Dabei wurde über positive Effekte auf die Stimmung, Konzentration, Wachsamkeit und Depressionen berichtet.
Die entgiftende Wirkung kann aber nur bei ausreichender Versorgung an Mineralstoffen (Ca, Mg, Na, K) und Spurenelementen (Zn, Fe, Mo, Mn, Se) beobachtet werden. Zu beachten ist, dass MSM (wie alle schwefelhaltigen Nahrungsmittel) die Aufnahme von Zink behindern kann. Anwendungsempfehlungen zu MSM sind den Therapiehinweisen im Anhang zu entnehmen. In Deutschland zur Zeit noch nicht zugelassen, wird dieses Mittel in den USA bereits seit Jahrzehnten erfolgreich angewandt. Bei folgenden Gesundheitsstörungen hat sich die Einnahme von MSM besonders bewährt:

Methylsulfonylmethan kann in Deutschland nur gegen Rezept von einem Arzt oder Heilpraktiker über eine internationale Apotheke bezogen werden.

Entzündungshemmend bei Autoimmunkrankheiten (rheumatoide Arthritis, Lupus erythematodes, Sklerodermie).
Positive Entwicklung chronischer Gelenkerkrankungen durch Regeneration von Kollagen in den Gelenken.
Linderung bei chronischen Schmerzen (z.B. Migräne) und Verbesserung der Lungenfunktion (z.B. bei Asthma und chronischen Lungenerkrankungen).
Linderung bei allergischen Erkrankungen und Ekzemen sowie zur unterstützenden Behandlung bei Parasiten.
Schnellere Wundheilung nach Operationen.
Verbesserung bei Entzündungen der Mundschleimhaut und des Zahnfleisches durch lokale Behandlung mit MSM.
Verkürzte Regenerationszeit nach körperlicher Anstrengung und Verhütung von Muskelkrämpfen im Sport.
Im Tierversuch: krebsverhütende Eigenschaften und Erhöhung der Lebensdauer von krebskranken Tieren.

Psychokinesiologie, systemische Familientherapie

Mit den in der Psychokinesiologie vereinten Therapierichtungen können ungelöste seelische Konflikte entkoppelt werden, was die Fehlregulation über das autonome Nervensystem aufhebt.

Dies ist eine von Dr. Klinghardt entwickelte Therapie, die innerhalb kurzer Zeit zu beeindruckenden und dauerhaften Heilungen von verschiedensten Krankheiten führen kann. Dabei wird mit Hilfe des Muskeltestens oder dem objektiven Heart-Rate-Variability-Test (Seite 73) ein „Dialog" mit dem Unterbewusstsein des Patienten geführt. Auf diese Weise können zurückliegende Ereignisse im Leben des Patienten gefunden werden, die zu einem unerlösten seelischen Konflikt (= USK) geführt haben. Diese werden im Gehirn (genauer: im limbischen System) des Menschen gespeichert und führen dort zu falschen biochemischen und elektrischen Impulsen. Dabei können durch eine Fehlsteuerung über das autonome Nervensystem praktisch alle bekannten Krankheiten bis hin zu Krebs ausgelöst werden.
In der **Psychokinesiologie** (= PK) sind Erkenntnisse aus Neurophysiologie, Psychologie, Kinesiologie, Akupunktur, systemischer Familientherapie nach Bert Hellinger, Farbtherapie u.a. zusammengeführt. Dr. Klinghardt erzielt mit dieser Methode auch bei schweren organischen Erkrankungen wie z.B. Krebs erstaunliche Erfolge. Die Erfahrung zeigt, dass USKs zu einem „Festhalten" der Zellen an Giftstoffen führen können. Durch das Entkoppeln (= Lösen) dieser USKs werden verstärkt Mengen des Giftes freigesetzt und auch Quecksilber von den Zellen „losgelassen", was über regulationsdiagnostische Tests gezeigt wird. In dieser Phase sollte der Ausscheidungsprozess durch die weiter vorn angegebenen Substanzen unterstützt werden.

Durch die Psychokinesiologie aber auch durch systemische Familientherapie kann eine Quecksilberentgiftung intensiv gefördert werden.

Eine ähnliche Wirkung hat die **systemische Familientherapie** nach Bert Hellinger. Diese tiefgreifende Therapiemethode ist in der Lage, Menschen emotional und körperlich zu heilen. Nach einer erfolgreichen Familienaufstellung ist unter anderem auch eine verstärkte Freisetzung von Giften aus den Zellen ins Blut zu beobachten, die dann zu den typischen Entgiftungssymptomen führt. Hier ist die Zufuhr von entgiftenden Substanzen anzuraten, die das freigewordene Quecksilber im Blut abfangen und über Darm und Niere ausleiten.
Umgekehrt lösen sich durch das Ausleiten von Giften oft automatisch psychische und seelische Konflikte. Die Kombination der Therapien – Gabe von Entgiftungsmitteln mit Psychokine-

siologie, systemischer Familientherapie oder auch guter Psychotherapie – ist die wirksamste Entgiftungsmethode, die zu schnelleren Heilungen führt, als die Einzelmaßnahmen allein. Eine Liste der PK-Therapeuten kann über die Adressen im Anhang angefordert werden.

Lichttherapie

Pflanzen können ohne Sonnenlicht nicht leben, und auch der Mensch benötigt ein Mindestmaß an Sonnenlicht mit dem wichtigen, im Übermaß allerdings schädlichen UV-A- und UV-B-Anteil, um gesund zu bleiben. Dr. Popp entwickelte eine Kamera, mit der er nachweisen konnte, dass jede lebende Zelle Licht ausstrahlt. Etwa 30% der Faserbündel der Sehnervbahn werden nicht zum Sehen benutzt, sondern leiten Informationen zum Hypothalamus, einem Hirngebiet, das für die Steuerung der Hormondrüsen verantwortlich ist und damit den Hormonhaushalt, den Zellstoffwechsel, die Immunabwehr und den Tag- und Nacht-Rhythmus reguliert. Aus dieser Erkenntnis sind die Erfolge einer Licht- und Farbtherapie erklärbar.

Nach neueren Forschungen können Nervenfasern Lichtquanten speichern und ins Nervensystem transportieren.

Heute halten wir uns im Durchschnitt zu neunzig Prozent in geschlossenen Räumen auf. Auch fehlt dem Sonnenlicht, das durch herkömmliche Fensterscheiben strahlt, ein erheblicher UV-A-Anteil und der gesamte UV-B-Anteil. Am Arbeitsplatz, an dem man die meiste Zeit des hellen Tages verbringt, ist nicht die Sonne die Lichtquelle, sondern meist künstliche Beleuchtung. Deren Spektrum weicht aber stark von dem des Sonnenlichts ab. Der gesamte Hormonhaushalt wird dadurch fehlgesteuert, das Immunsystem wird unterdrückt, das Stresshormon Cortisol wird verstärkt ausgeschüttet {62}.

Dabei gibt es mittlerweile Leuchtkörper, die so genannten Vollspektrumlampen, die das Sonnenlicht mit den wichtigen UV-A- und UV-B-Anteilen zu etwa 96% nachahmen und positive Effekte auf die Gesundheit haben. Nur durch den UV-B-Anteil bildet sich in unserer Haut wichtiges Vitamin D, das dafür sorgt, dass mehr Kalzium aufgenommen wird und das Immunsystem gestärkt wird. Aus Studien an Schulen geht hervor, dass Kinder unter diesem Licht intelligenter, weniger hyperaktiv, konzen-

Künstliches Licht alleine ist auf Dauer schädlich.

Bei Firmen nimmt die Erkrankungsrate pro Jahr um bis zu 40% ab, wenn auf Vollspektrumlicht umgestellt wird.

trierter und gesünder sind, als Kinder, die in Klassenräumen mit herkömmlichen Lichtquellen lernen müssen. In Firmen mit umgestelltem Lichtsystem nahm sogar der Kaffee- und Süßigkeitenkonsum erheblich ab. Die von der NASA und Dr. John Ott entwickelten Lampen werden schon seit den späten 60er Jahren mit großem Erfolg in Krankenhäusern, Büros, Arztpraxen, Läden, Therapieeinrichtungen, Schulen und auch im Wohnbereich eingesetzt.*

In Tierversuchen wurde nachgewiesen, dass schwermetallvergiftete Mäuse länger lebten, wenn sie unter natürlichem Licht gehalten wurden. Die Schwermetallausscheidung war um bis zu 30-mal höher als bei den Mäusen, die unter künstlichem Licht gehalten wurden.

Eine richtig dosierte (!) Ganzkörperbestrahlung mit Sonnenlicht oder mit sonnenlichtähnlichen Therapielampen (Vollspektrumlicht) zur Quecksilberentgiftung ist deswegen dringend zu empfehlen, zumal sie darüber hinaus die Gesundheit positiv beeinflussen. Zumal die täglich empfohlene Aufenthaltsdauer von zwei Stunden im Freien heute nur von Wenigen erreicht wird.

Sonnenlicht in richtiger Dosierung führt auch:

zu einer Erniedrigung von erhöhtem Blutdruck
zur Erniedrigung der Herzfrequenz
zu einer Senkung des Cholesterins
zu erhöhter Herzkraft
zur Senkung des Blutzuckers
zu einer Erhöhung der Glykogeneinlagerung in die Leber
zur Steigerung von Energie, Ausdauer und Muskelkraft
zu einer Stärkung der Immunfunktion
zu besserer Konzentrationsfähigkeit
zu einer Steigerung der Sexualhormonproduktion
zu einer besseren Stimmung und Verhütung der Winterdepression (SAD = Seasonal Affective Disease) {63}.

* Weitere Informationen zum Thema sind in dem Buch „Licht schenkt Leben" nachzulesen, das ebenfalls in der Fit fürs Leben-Reihe erschienen ist.

Psychotherapie

Psychotherapeutische Behandlungen verbessern meistens die Bewältigung von Krankheiten, Konflikten und Beziehungsproblemen. Sie führen zu einem besseren Selbstverständnis. So werden aber leider viele Patienten, bei denen einfach nur Quecksilber im Gehirn steckt, jahrelang mit psychotherapeutischen und psychiatrischen Maßnahmen ohne bemerkenswerte Erfolge behandelt. Genauso fatal ist es allerdings, psychische Ursachen für Krankheiten aufgrund einer körperorientierten Einstellung abzulehnen. Beides, Psyche und Körper, sind als eine Einheit aufzufassen.

■ Leider erkennen die meisten Psychotherapeuten nicht, dass auch andere Ursachen als psychische Konflikte zu psychischen Störungen führen können. ■

Mit Vorsicht zu handhabende Heilverfahren

■ Homöopathie

Bereits Hahnemann, der Begründer der Homöopathie, setzte sich intensiv mit Quecksilber auseinander. Als Gegenmittel zu Quecksilber finden sich in seinem Repertorium unter der Rubrik „Folgen des Missbrauchs von Quecksilber", die in Tabelle 9 im Anhang angegebenen Mittel.

Es fällt auf, dass Hahnemann in dieser Liste nicht das Quecksilber selbst (Mercurius solubilis) aufführt. Leider wird dieser Punkt von den meisten Therapeuten nicht beachtet. Sie geben Mercurius oder homöopathisches Silberamalgam, und das noch im Bindegewebe gespeicherte Quecksilber wird in die Zelle oder im ungünstigsten Fall ins Zentralnervensystem verschoben. Es kann dann zwar sein, dass der Patient für 4–5 Jahre eine Besserung der Symptomatik erfährt. Leider treten dann aber nach dieser versteckten Phase manchmal schwerere neurologische Symptome auf. Dr. Klinghardt beobachtet häufig bei Patienten, die früher nur homöopathisch ausgeleitet haben, eine zu auffällige Häufung von Multiple Sklerose (MS) und Amyotropher Lateralsklerose (ALS).

■ Auch aus Sicht der klassischen Homöopathie wäre es falsch, eine Quecksilbervergiftung mit homöopathisch verdünntem Quecksilber zu behandeln. ■

Das Konstitutionsmittel, das nach sorgfältigem Nachschlagen herausgefunden wird, kann aber gegeben werden.

Einzige Ausnahme, bei der Amalgamnosoden gegeben werden können, bilden Säuglinge und Kleinkinder, die das „Miasma" von der amalgambelasteten Mutter oder dem Vater übertragen bekommen haben. Auch am Ende einer Quecksilberausleitung bei Erwachsenen wird von einigen Therapeuten potenziertes Quecksilber oder Amalgam empfohlen, um die Informationswirkung des Quecksilbers auszuschalten.

Elektro-Akupunktur (= EAV) und Bioresonanztherapie

Die EAV und die Bioresonanztherapie eignen sich nicht nur zur Diagnostik (Seite 74), sondern auch zur unterstützenden Behandlung einer Quecksilberbelastung. Wichtig ist jedoch, begleitend Chlorella, Bärlauch oder eventuell DMPS einzuschalten, da sonst das mobilisierte Quecksilber in das Zentralnervensystem verlagert werden kann. Das bringt zwar kurzfristig eine Verbesserung von Quecksilberwirkungen im Bindegewebe (Muskel-, Gelenk- und Kopfschmerzen, Verdauungsprobleme usw.), kann aber nach Jahren zu schweren neurologischen Erkrankungen führen.

Sauna

Ab und zu kann man in der Entgiftungsphase durchaus in eine nicht zu heiße Sauna gehen. Besonders Infrarotsaunas (Wellenlänge > 5000 nm) steigern die Quecksilberausscheidung und sollten in der Entgiftungsphase regelmäßig besucht werden. Zu hohe Temperaturen können nach Dr. Klinghardt das Quecksilber aus dem Zwischenzellraum ins Zellinnere treiben.

Körperliches Training

Den wenigsten Leistungssportlern mit Amalgamfüllungen ist bewusst, dass sie durch das intensive Training vermehrt Quecksilber in das ZNS treiben.

Ein regelmäßiges Ausdauertraining stimuliert den Lymphabfluss und somit die Quecksilberentgiftung. Übermäßige Anstrengung oder gar Wettkämpfe, die bis zur Erschöpfung führen, sind zur Entgiftung jedoch völlig ungeeignet. Im Gegenteil: Durch die Überlastung des gesamten Immunsystems kann es zu einer Verlagerung von Quecksilber ins Gehirn kommen.
Eine Studie belegt diese Wirkung: Mäusen wurden Amalgamfüllungen gelegt. Eine Gruppe musste sich pro Tag für mindestens 2 Stunden intensiv bewegen, während die andere Gruppe keine anstrengende Bewegungen durchführte. Die Gehirne der getöteten Mäuse wurden auf Quecksilber untersucht. Das Ergebnis war beeindruckend: Die Mäuse, die sich intensiv bewegt hatten,

wiesen deutlich höhere Quecksilberkonzentrationen im Gehirn auf als die andere Gruppe {16}.
Am besten sind für ein moderates Training Laufen, Radfahren und Schwimmen geeignet. Es reichen schon täglich 20 Minuten Bewegung mit einem Puls von in der Regel zwischen 130 bis 160 Schlägen (220 minus Lebensalter mal 0,7) pro Minute.

Fasten

Erst nach Abschluss der gesamten medikamentösen Entgiftung kann das Heilfasten eingesetzt werden. Der Verdauungstrakt wird entlastet und der Körper kann sich ganz mit der Ausscheidung von Giftstoffen beschäftigen. Heilfasten gilt als eine sehr wirksame Therapie bei den meisten Krankheiten.* Sie dient auch zur Einstimmung und Umstimmung für eine gesündere Lebensweise. Mittlerweile werden überall in Deutschland Fastenkurse angeboten. Es ist auch möglich und oft sinnvoll, unter ärztlicher Überwachung in Kliniken zu fasten.

Bei Menschen, die noch eine Schwermetallbelastung haben, wird vom Fasten abgeraten.

Der Organismus bekommt während des Fastens zu wenig Vitamine, Mineralstoffe, Spurenelemente und Aminosäuren, die er zum Entgiften der Schwermetalle benötigt. Zusätzlich werden durch den Abbau des Fettgewebes vermehrt Schwermetalle frei. Die Entgiftungsorgane sind überlastet und können die Giftstoffe nur noch ungenügend ausscheiden. Es kommt zu den typischen Fastenkrisen, die meist mit Kopfschmerzen, extremer Müdigkeit, schnellem Herzschlag, Schwindel usw. einher gehen.
Wer trotz anderslautender Empfehlung während der Quecksilber-Entgiftungsphase Heilfasten praktizieren möchte, dem sei angeraten, keine Nulldiät zu machen, sondern mit frischen Gemüsesäften und mit Chlorella zu fasten, damit das vermehrt frei werdende Quecksilber gebunden und ausgeschieden werden kann. Grundsätzlich sollte mindestens einmal pro Tag der Stuhlgang erfolgen. Am besten werden darmreinigende Methoden wie die regelmäßige Einnahme von salinischen Wässern, Bittersalz, Heilerde, Einläufe oder Colon-Hydro-Therapie begleitend durchgeführt.

* Eine gute Anleitung zum Heilfasten wird in dem Buch „Wunder des Fastens“ in der Fit fürs Leben-Ratgeberreihe beschrieben.

Alternativen zu Amalgam

Grundsätzlich sollten **metallfreie Zahnversorgungen** angestrebt werden, da alle Metalle zu negativen gesundheitlichen Auswirkungen führen können. Metalle wirken zudem wie Katalysatoren, die beim Kauen wichtige Vitalstoffe oxidieren.

Die Lebensdauer der Kunststoff-Füllungen ist noch sehr begrenzt und dürfte im Durchschnitt zwei bis drei Jahre betragen.

Kunststoff-Füllung, darunter werden die Fachausdrücke Komposite, Kompomere und Ormocere zusammengefasst. Sie ist wohl kaum eine Alternative zum Amalgam. Es gibt Befürchtungen, dass das Material Krebs erregend sei, außerdem werden Unverträglichkeiten beim Härten beobachtet. Atemtherapeuten berichten von einem lähmenden Effekt auf das Atemzentrum im Hirnstamm. Die Füllung eignet sich besonders für die vorderen Zähne, da sie nicht einem so harten Druck wie die Backenzähne ausgesetzt sind. Ferner kann das Material schrumpfen, dadurch locker werden und in der Folge erneut der Karies Vorschub leisten. Ihm werden Glasteilchen zugefügt und seine Qualität wird laufend verbessert. Die gesundheitliche Verträglichkeit der Kunststofffüllungen wird erforscht, ohne dass ausreichende Klarheit darüber besteht, ob sie tatsächlich ohne Bedenken eingesetzt werden können. Die Farbe ist dem Zahn ähnlich. Die Kosten für Kunststoff-Füllungen werden von den Kassen zunächst nur für die vorderen Zähne ersetzt.
Das Problem bei Kunststoff ist, dass nicht alle Bestandteile (Monomere) zu Polymeren vernetzt werden und somit Monomere freigesetzt werden können. Seit Anfang 2000 gibt es ein neues Ormocer (Definite®), das keine Monomere mehr freisetzen soll. Nach neuesten Studien erwies sich diese Substanz als sehr bioverträglich {64}. Das Material könnte eine gute Alternative zu Keramik-, Metallfüllungen oder anderen Kunststoffen darstellen, scheint aber nicht sehr langlebig zu sein.

Füllungen aus dem Labor. Hierbei handelt es sich um Einlagen, die vorgefertigt und bereits ausgehärtet in den Zahn eingefügt werden. Die gesetzlichen Kassen beteiligen sich nur mit sehr geringen Zuschüssen an dem aufwendigen Verfahren.

Keramik oder Glaskeramik. Dieser Stoff sieht am besten aus, da er der Zahnfarbe und dem äußeren Erscheinungsbild des Zahnes am besten anzupassen ist. Er ist allerdings wesentlich schwieriger und nicht so passgenau zu verarbeiten wie die anderen Füllungen und ist auch zerbrechlicher. Über die Dauer der Haltbarkeit kann man noch keine definitiven Angaben machen. Manche Keramikarten können giftige Metalle freisetzen, andere können in nicht unerheblichem Maße radioaktive Strahlung abgeben. Auf jeden Fall sollten die Materialien vorher am Patienten auf Verträglichkeit mit Hilfe der autonomen Regulationsdiagnostik (Neuralkinesiologie) oder EAV, Bioresonanz usw. getestet werden. Eine gute Keramikfüllung ist beispielsweise Empress®. Die bisher besten Materialeigenschaften bietet Zirkonoxid; es liegen derzeit aber noch nicht genügend Erfahrungen mit diesem Werkstoff vor. Als Kleber nur Zement verwenden.

■ Nicht jeder Zahnschaden ist für Keramik geeignet. Es ist die teuerste Alternative, aber auch die beste Art einer Füllung. ■

Goldhaltige Füllungen, genauer: Edelmetallfüllungen mit hohem Goldanteil. Gold wird immer in einer Legierung verwendet, da es in reiner Form zu weich ist. Der Goldgehalt einer Hochgoldlegierung liegt in der Regel zwischen 75% und 90%. Die Legierungen sollten ausgetestet werden. Auf alle Fälle sollten keine giftigen Substanzen wie Palladium oder radioaktive Stoffe enthalten sein. Das Material schmiegt sich am besten an die Struktur des Zahnes an und kein anderer Stoff kann sich so lange im Zahn halten. Nach der Amalgamentfernung muss aber mindestens ein Jahr auf metallhaltige Versorgungen verzichtet werden.

Wird beim Verlegen der Füllung gut und sorgfältig gearbeitet, ist die Karies in der Regel gebremst. Innerhalb der ersten zehn Jahre sind höchstens dreißig Prozent der Goldfüllungen reparaturbedürftig. Unverträglichkeiten gegenüber dem Gold oder einem der anderen Metalle in der Legierung werden beobachtet.

■ Die Verträglichkeit mancher Legierungen ist zwar noch nicht umfassend erforscht, man kann aber davon ausgehen, dass diese eine gute Alternative zum Amalgam sind. ■

Kombination. Als Kombination sind die Aufbrennversorgungen zu nennen. Auf eine Goldschicht wird Keramik aufgebrannt. Der Vorteil dieser Versorgung ist, dass sich keine Metallfläche im Kaubereich befindet und Stöße durch das weichere Metall abgepuffert werden, sodass die Keramik nicht bricht.

Die Zementfüllung eignet sich gut, das Fortschreiten der Karies zu bremsen.

Glas-Ionomer-Füllung. Ein Material, das auch vereinfacht nur Zementfüllung genannt wird, der Zahnfarbe gut anzupassen ist und aus einer Glaspulver-Säuremischung hergestellt wird. Allerdings ist sie für die hohen Belastungen im Backenzahnbereich weniger tauglich. Ihre Haltbarkeit ist deutlich begrenzt (nur etwa halb so lang wie die einer Amalgamfüllung), aber auch billiger. Sie wird in der Regel für Provisorien verwendet. Der Nerv des Zahnes kann von diesem Material angegriffen werden und sich entzünden. Für die vorderen Zähne springt die Krankenkasse bei den Kosten ein.

Einige Grundsätze

Nach dem Entfernen der letzten Amalgamfüllung soll ein Jahr lang kein Metall in den Mund eingebracht werden. Das gilt auch für Gold, gleichgültig in welcher Legierung es verwendet wird. Wenn möglich, sollte auf Metallversorgungen verzichtet werden.

Vorsicht vor Klebstoffen – besser ist die Verwendung herkömmlichen Zements.

Derzeit laufen Versuche mit modernen Materialien wie neuere Ormocere oder Hydroxylapatit, das dem Zahnschmelz sehr nahe kommt. Langzeiterfahrungen liegen allerdings noch nicht vor.

Fallbeispiele aus der Praxis

Die Erfahrung in der Praxis zeigt immer wieder, wie effektiv für die Gesundheit das Entfernen der Amalgamfüllungen und eine anschließende Entgiftungstherapie ist. Im folgenden finden Sie einige Fallberichte von verschiedenen Therapeuten, die Erfahrung mit dem von Dr. Klinghardt entwickeltem Ausleitungsprotokoll haben.

Fallbeispiele aus der Praxis Dr. Klinghardt, Seattle, WA (USA)

Zitiert aus einem Vortrag über Schwermetalle und ihre Wirkungen auf die Gesundheit {53}.

1. Bei einem seit Jahren **hyperaktivem Kind**, das selbst keine Amalgamfüllungen hat, konnte im Test dennoch eine Quecksilberbelastung festgestellt werden. Das Quecksilber hat das Kind über die Mutter während der Schwangerschaft und der Stillzeit aufgenommen. Gabe von täglich 6 Kapseln Chlorella pyrenoidosa und Korianderkraut-Extrakt. Nach 6 Monaten war das Kind von seiner Hyperaktivität vollständig und anhaltend geheilt.

2. Eine berühmte Rocksängerin aus New York, wurde 1996 wegen **verschiedener schwerer Krankheitssymptome** und stärkster Depressionen arbeitsunfähig. Zum Zeitpunkt der ersten Konsultation waren mittels Sonographie und Röntgenaufnahmen mehrere Tumoren in beiden Brüsten und im Becken nachgewiesen worden. Die ersten fünf Monate wurde nur mit Chlorella, Korianderkraut und Bärlauch therapiert, was allerdings nur zu geringfügigen Verbesserungen führte. Dann zusätzliche intravenöse Therapie mit DMPS. Im Urin konnte die unvorstellbare Menge von 2700 µg Hg pro Liter gemessen werden, was bisher in der Weltliteratur noch nicht beschrieben wurde. Nach der zweiten DMPS-Spritze stieg der Wert sogar auf 2900 µg an! Ausnahmsweise wurde die Patientin hochdosiert mit DMPS zweimal wöchentlich behandelt. Erst als die Quecksilber-Ausscheidung im Urin nach vier Monaten konsequenter Therapie auf 370 µg/Liter gefallen war, kam die Patientin erstmals mit einem Lächeln in die Praxis. Eine Nachuntersuchung konnte zu diesem Zeitpunkt keine Tumoren in den Brüsten und im kleinen Becken mehr nachweisen.

3. **Eine 65-jährige Frau,** die seit 30 Jahren wegen einer erblichen, ungewöhnlichen langsam fortschreitenden Muskelkrankheit an den Rollstuhl gebunden war, kam wegen einer neu aufgetretenen Arterienentzündung (Arteriitis temporalis=Morbus Horton) mit Sehverschlechterung und Kopfschmerzen in die Praxis.
Kinesiologisch wurde eine Quecksilbervergiftung ermittelt. Nach der Quecksilberausleitung verschwand die Arteriitis und eine erstaunliche „Nebenwirkung" trat ein: die Patientin konnte wieder bis zu 200 m gehen und sah etwa 20 Jahre jünger aus.

Fallbeispiele aus einer Heilpraxis in Leimen

1. **Eine 40-jährige Patientin** litt seit ca. 20 Jahren regelmäßig mit Einsetzen der Monatsblutung an einer schweren typischen Migräneattacke mit heftigsten Stirn- und beidseitigen Schläfenkopfschmerzen. Die konventionelle Medikation verschlimmerte die Magensymptomatik. Verschiedene naturheilkundliche Behandlungsversuche mit Homöopathie, Akupunktur brachten nur kurzfristige Erleichterung.
Der Leidensdruck verhalf, die 20 Amalgamfüllungen entfernen zu lassen. Sie wurden von ihrem Zahnarzt in zwei Sitzungen im Abstand von einer Woche ohne besondere Schutzmaßnahmen herausgebohrt und durch Provisorien ersetzt.
Vor dem ersten Eingriff nahm die Patientin nach neuralkinesiologischer Testung zwei Wochen lang täglich 15 g Chlorella und 3-mal 30 Tropfen Bärlauch-Tinktur ein. Ab dem ersten Tag der Amalgamentfernung wurde die Dosis erhöht auf 4 Wochen lang 30 g Chlorella täglich zur Quecksilberausleitung über den Darm. Bärlauch-Tinktur täglich 4-mal 30 Tropfen zur Quecksilberausleitung über die Niere.
Bereits die erste Menstruation nach der Amalgamentfernung verlief ohne die übliche Migräneattacke. In den darauf folgenden 17 Monaten folgten 5 Kuren von jeweils 4–9 Wochen mit Koriander-Tinktur täglich 3-mal 10 Tropfen, Chlorella und Bärlauch-Tinktur. Die Behandlung konnte nach eineinhalb Jahren erfolgreich abgeschlossen werden.

2. **Ein Physikstudent** klagte über seine seit 10 Jahren kontinuierliche Abnahme der Leistungsfähigkeit und des Konzentrationsvermögens, was sich auf sein Studium äußerst behindernd auswirkte. Ständig wiederkehrende eitrige Entzündungen der Stirnhöhlen, Nasennebenhöhlen. Bronchien dauerhaft verkrampft, häufig Atemnot. Die Rachenmandeln wurden wegen ständig wiederkehrender eitriger Entzündungen vor 5 Jahren herausoperiert. Mit Einsetzen der kalten Jahreszeit verstärkt Hitzewallungen, Schwindel, sehr trockene Haut mit Juckreiz und roten, scharf begrenzten Flecken. Dauerhaftes inneres Wundheitsgefühl mit Brennen im Darmbereich. Häufig sehr schmerzhafte, krampfartige Durchfälle. Fühlte sich ständig matt und müde, schlief schlecht, morgens schon völlig gerädert und zerschlagen. Grundgefühl von unruhiger Getriebenheit und ungreifbare Ängste.
Alle Beschwerden wurden im Laufe der Jahre fachärztlich mehrfach abgeklärt (Internist, Lungenfacharzt, Neurologe usw.), aber erfolglos behandelt. Drei Jahre lang Behand-

lung bei einem klassisch homöopathischen Arzt, ebenfalls erfolglos.
Der neuralkinesiologische Test nach Dr. Klinghardt/Dr. Williams ergab eine stark ausgeprägte Quecksilber-Belastung von Dünn- und Dickdarm, Lunge, Nasennebenhöhlen, Stirnhöhlen, Gehirn und sämtlichen Nervenknoten. Die vom homöopathischen Arzt vermutete Kuhmilcheiweiß-Allergie konnte nicht bestätigt werden.
Der Patient hatte seit seinem 10. Lebensjahr Amalgamfüllungen (insgesamt 16 Stück), die im Laufe der Jahrzehnte häufig gewechselt und poliert wurden.
Therapie: 8 Wochen lang täglich 20 g Chlorella über den Tag verteilt und dazu 4-mal 25 Tropfen Bärlauch-Tinktur. Die Amalgamfüllungen wurden von einer zuverlässigen, ganzheitlich ausgerichteten Zahnärztin im einwöchigen Abstand, Quadrant für Quadrant, entfernt und durch provisorische Füllungen ersetzt.
Nach zwei Monaten hatte sich das Allgemeinbefinden deutlich gebessert. Nach anfänglicher Verstärkung der Darmsymptome verschwanden das Wundheitsgefühl und Brennen im Darm und die ständig wiederkehrenden Durchfälle völlig. Der Patient konnte besser ein- und durchschlafen und fühlte sich morgens ausgeschlafen und fit. Die Nasennebenhöhlen und die bronchiale Symptomatik waren deutlich gebessert. Keine dauerhaft erhöhte Temperatur mehr. Er hatte immer weniger das Gefühl der ängstlichen Getriebenheit und der Depression und konnte sich auf sein Studium konzentrieren.
Im neuralkinesiologischen Test zeigte sich eine „offene Regulation" im Gegensatz zur „eingeschränkten Regulation" in der ersten Sitzung, was bedeutet, dass das Bindegewebe so weit vom Quecksilber befreit wurde, dass wir zur nächsten Stufe der Entgiftung übergehen konnten. Reinigung des Gehirns, der Ganglien und der Nerven mit täglich 3-mal 10 Tropfen Koriander-Tinktur, 15 g Chlorella und 3-mal 25 Tropfen Bärlauch-Tinktur für 7 Wochen. Im Verlauf eines guten Jahres hat der Student 4 Kuren mit den oben beschriebenen Medikamenten mit zwischenzeitlichen Pausen hinter sich gebracht. Drei psychokinesiologische Sitzungen in größerem Abstand haben zusätzlich dazu beigetragen, wichtige Nervenknoten von Quecksilber zu befreien.

3. **Allergiker.** Ein Patient kam mit einer dunklen Sonnenbrille in die Praxis, um seine hochrot geschwollene Augenbindehaut zu schützen. Die Lider waren fast völlig zugeschwollen, die Augen brannten und juckten unerträglich. Ein derartig hochakutes Bild bei Heuschnupfen habe ich im Verlauf von 25 Jahren noch nicht gesehen. Neben der Pollinosis litt er an Asthma bronchiale. Für den Notfall hatte er vom Hausarzt ein Cortisonspray. Die Beschwerden begannen im Januar/Februar mit Frühblühern (Hasel, Birke, Erle usw.) und endeten erst im Spätsommer, wenn die Gräser-, die Wegerich- und die Korbblütlersaison zu Ende gehen. In den vergangenen 5 Jahren sei er einigermaßen mit den Augentropfen vom Hausarzt zurecht gekommen. Diese brachten aber diesmal nicht die erhoffte Linderung.
Als erste Nothilfe erhielt er ein Schema mit verschiedenen Mitteln von Spenglersan und homöopathischen Augentropfen, die Jucken

und Brennen fast ganz zum Verschwinden brachten und die Schwellung der Augenlider um ca. 50% verminderten. Nase und Bronchien waren danach deutlich verbessert, das Cortisonspray wurde nicht mehr benötigt.
Beim neuralkinesiologischen Grundtest nach Dr. Klinghardt/Dr. Williams zeigte sich eine Quecksilberbelastung (der Patient hatte bis vor 7 Jahren 10 Amalgamfüllungen gehabt) in Lunge, Leber, Herz, Dünndarm, Dickdarm, Nieren, Gehirn und Ganglien, insbesondere Kopfganglien, zusätzlich eine Lösungsmittelbelastung (Methyl- und Butylalkohol). Erstes Therapieprogramm für 7 Wochen: täglich 12 g Chlorella über den Tag verteilt, Bärlauch-Tinktur täglich 3-mal 25 Tropfen. Vitamin C-Pulver täglich 1 gehäuften Teelöffel in Apfelsaft. Außerdem wurden im 2-3-tägigen Abstand homöopathische Komplexpräparate intramuskulär mit jeweils 4 ml Eigenblut gespritzt. Daraufhin hatte der Patient nur noch manchmal einen Anflug der früheren Beschwerden, die er mit den bereits verordneten Komplexpräparaten gut in den Griff bekam.
In den folgenden 8 Monaten schloss sich eine konsequente Quecksilberausleitung an. 5 Kuren zwischen 3 und 6 Wochen mit täglich 12–34 g Chlorella, 3–4-mal 20 Tropfen Bärlauch-Tinktur und 3-mal 10 Tropfen Koriander-Tinktur wirkten zunehmend stabilisierend. In drei psychokinesiologischen Sitzungen wurden wichtige einschränkende Glaubenssätze erkannt und durch neue, frei machende ersetzt. Der Patient konnte bereits im selben Sommer wieder beschwerdefrei mit dem Fahrrad durch die Wiesen und Felder zur Arbeit fahren. Die Beschwerden haben sich nicht wieder gemeldet.

4. **Eine 38-jährige Frau** kam auf Anraten ihres Zahnarztes wegen ständig wiederkehrender, geschwüriger Mundschleimhautentzündungen, Nasennebenhöhlen- und Stirnhöhlenentzündungen, Kopfschmerzen und Konzentrationsstörungen in meine Praxis. Die Beschwerden seien etwas besser geworden, nachdem vor 9 Monaten ihre 7 Amalgamfüllungen herausgenommen worden seien. Das Leben um sie herum nehme sie nur wie durch Nebelschleier wahr. Wenn sie von jemandem angesprochen werde, höre sie, es dringe aber nicht zu ihr durch.
Sie könne sich nichts mehr merken, gehe von einem Zimmer in das nächste, um irgendetwas zu holen, stehe dann da und wisse nicht mehr, was sie holen wollte (room-to-room-memory). Von ihrer Halbtagstätigkeit als Fremdsprachen-Korrespondentin fühle sie sich völlig überfordert. Die Versorgung von Haushalt und Kindern erscheine ihr trotz tatkräftiger Unterstützung ihres Mannes als eine niemals zu bewältigende Arbeit. Ihr Hausarzt und ihr Internist wussten keinen Rat mehr und wollten sie zu einer vierwöchigen Beobachtung in eine psychiatrische Klinik einweisen. Aber bevor sie einwillige, wolle sie sehen, ob sie mit einer Behandlung bei mir Besserung ihrer Beschwerden erreiche. Früher sei sie immer fit gewesen, habe gerne Sport getrieben und am kulturellen Leben teilgenommen. Aber seit 4 Jahren habe das Interesse an diesen Dingen immer mehr nachgelassen. Ihr ganzes Leben sei schwer und grau geworden. Ihr Ehe- und Familienleben beschrieb die Patientin als gut. Sie verstehe nicht, warum sie alles so schwarz sehe und sich an nichts mehr richtig freuen kann. Die Patientin

sprach mit monotoner, energieloser Stimme. Ihr ganzes Erscheinungsbild war von Erschöpfung und bleierner Müdigkeit geprägt. Der neuralkinesiologische Grundtest nach Dr. Klinghardt/Dr. Williams zeigte eine Quecksilber-Belastung verschiedener Organe, besonders des Gehirns und der Nervenknoten im Kopf und eine Kuhmilch-Unverträglichkeit. Trotz der psychischen Symptome erschien eine psychische Belastung im Sinne eines ungelösten seelischen Konfliktes (USK) im Test nicht. Zur Quecksilberausleitung aus dem Bindegewebe wurden 4 Wochen lang täglich 30 g Chlorella über den Tag verteilt und Bärlauch-Tinktur täglich 4-mal 30 Tropfen verordnet, zusätzlich zur Vermeidung jeglicher Kuhmilchprodukte.
Nach 5 Wochen saß mir eine völlig veränderte Frau gegenüber. Eine freundlich lächelnde Frau, die glücklich darüber war, dass sie nicht mehr wie durch einen Schleier schaut. Auch erreiche es sie jetzt, wenn jemand sie anspricht. Die Merkfähigkeit hätte sich nur unwesentlich gebessert. Haushalt und Beruf bekäme sie wieder problemlos auf die Reihe. Ihre körperlichen Beschwerden seien schon im Laufe der ersten beiden Wochen abgeklungen. In den folgenden 14 Monaten wurden insgesamt 5 Kuren zwischen 3 und 6 Wochen durchgeführt: Koriander-Tinktur, Chlorella und Bärlauch-Tinktur. Das Allgemeinbefinden und die Merkfähigkeit besserten sich kontinuierlich. Nach weniger als eineinhalb Jahren konnte die Behandlung abgeschlossen werden.

Fallbeispiel aus der Heilpraxis von Marte-Urte Früh, Hamburg

1. **Eine 29-jährige Patientin** litt seit 9 Monaten unter Herzrasen, Angstzuständen, Ohrensausen rechts, Einschlafstörungen und Schwindel. Die Klärung bei verschiedenen Fachärzten ergab unauffällige Befunde. Der Test mit Regulationsdiagnostik ergab eine Quecksilberbelastung mit starker Einschränkung der Regulationsfähigkeit des ANS.
Therapie: Quecksilberausleitung mit 3-mal 10 Kapseln Chlorella, 3-mal 10 Tropfen Bärlauch-Extrakt und zur Unterstützung von Nieren, Galle und Pankreas 3-mal 10 Tropfen Boldokraut-Würze. Nach 4 Wochen fühlte sich die Patientin besser. Danach folgten zwei psychokinesiologische Behandlungen wegen Weizen-Allergie. Auffüllen des Mineralien- und Fettsäurehaushaltes. Nach 3 Monaten fühlte sich die Patientin „richtig gut". Es folgt die intrazelluläre Ausleitung von Quecksilber mit Korianderkraut-Tinktur und eine neuraltherapeutische Behandlung mit Laser. Dabei traten die ursprünglichen Symptome nochmals auf sowie ein zusätzlicher Geruchs- und Geschmacksverlust. Sie fühlte sich wieder schlapp und krank. Die Beschwerden verschwanden schnell unter der Gabe von höheren Chlorellamengen. Nach 9 Monaten ist die Patientin vollständig beschwerdefrei und fühlt sich leistungsfähig.

Fallbeispiele aus der Praxis von Dr. med. Bernd Glaser, Margetshöchheim

1. **Mädchen, 10 Jahre,** mit Allergie und Hautauschlag. Aus Zeitmangel nur Gabe von Chlorella 2-mal 4 Tabletten und Termin in 3 Wochen. Nach 3 Wochen waren die Krankheiten vollständig geheilt.

2. **Mann, 65 Jahre,** mit Amalgamvergiftung, schwere Gedächtnisstörungen, Debilität und Lähmungen (Rollstuhl). Auf Wunsch des Patienten werden alle Zähne mit Amalgamfüllungen gezogen. Ausleitung mit 2-mal 20 Tabletten Chlorella, Bärlauch und Knoblauch bis zur Geruchsgrenze. Nach einem halben Jahr konnte der Patient wieder laufen und ganze Sätze sprechen. Das Gedächtnis wird langsam besser.

Fallbeispiele aus der Heilpraxis von Diethild Glaser, Margetshöchheim

Beispiele zur Wirkung bei Darmbeschwerden:

1. **Junge, 3 Jahre,** hat ständig blutige Stühle, alle bisherigen Untersuchungen waren ergebnislos. Die Eltern waren ängstlich und nervös wegen drohender, schwerer Erkrankung des Kindes mit Verdacht auf Darmkrebs. Eine Darmspiegelung stand bevor. Der neuralkinesiologische Test ergab eine Allergie auf Weizen.
Therapie: Kein Weizen und ansteigende Gabe von Chlorella bis 6 Tabletten in das Gemüse. Zusätzlich Gabe von Bachblüten-Notfalltropfen. Nach einer Woche waren die Blutungen vorbei.

2. **Schäferhund, 1 Jahr,** mit ständigem Durchfall und Wachstumsstörungen. In der Tierklinik wurde keine Ursache gefunden. Auch ein homöopathisch arbeitender Tierarzt blieb ohne Erfolg. Tägliche Gabe von 10 Tabletten Chlorella. Der Hund frisst sie aus der Hand, wie bei Belohnung. Nach 3 Tagen waren die Durchfälle dauerhaft geheilt.

Fallbeispiele aus einer Heilpraxis in Freiburg

1. **Eine 38-jährige Patientin** litt seit der Pubertät unter starker Akne. Keine Besserung trotz mehrerer homöopathischer Behandlungen, unzähligen Salben und zwei Mayr-Fastenkuren. Vor sieben Jahren wurden alle (10–12 Füllungen) entfernt, ohne Erfolg auf die Akne.
Therapie: 3-mal 15 Kapseln Chlorella täglich. Nach 6 Monaten deutliche Besserung. Danach zusätzliche Einnahme von Bärlauch- und Korianderkraut-Tinktur für 8 Monate. Seitdem ist die Akne verschwunden und die Patientin fühlt sich leistungsfähiger und klarer im Kopf.

2. **Ein 4 Jahre altes Mädchen** hat eine chronische Pilzinfektion der Scheide mit extremem Juckreiz. Homöopathische Therapien führten immer nur zu kurzfristigen Besserungen. Therapie mit 3-mal 3 Kapseln Chlorella und Bärlauch-Tinktur. Zusätzlich zeitweise Gabe von ProSymbioflor (darmfloraunterstützendes Präparat). Nach 3 Monaten vollständige Heilung, die bis jetzt über 1 Jahr andauert. Das Mädchen nützt jede Gelegenheit, um ihre „Chlorellas" zu essen.

Fallbeispiele aus der Heilpraxis von Sabine Schliebusch, Waldkirch

1. **Patientin, Ende 40,** mit MCS, Mutter von zwei Kindern. Traute sich nicht mehr, die Wohnung zu verlassen. Bei Kontakt zu Waschmitteln, Lösungsmitteln und anderen chemischen Substanzen bekam sie starke Kopfschmerzen und Kribbeln im Gesicht. Ihre Kinder mussten sich neu angeschaffte Kleider draußen ausziehen, bevor sie in die Wohnung kommen durften. Mit ihrer Krankheit war sie eine große Belastung für ihren Mann und die Kinder. Dabei war sie sehr depressiv und ohne Lebenswillen.
Im Test zeigte sich zuerst eine Belastung mit Palladium. Nach einer Amalgamentfernung vor etlichen Jahren war eine palladiumhaltige Goldlegierung verwendet worden, die aber zum Zeitpunkt der Behandlung schon entfernt und durch Keramik ausgetauscht worden war. Nach Entgiftung des Palladiums zeigt sich nun Quecksilber im Test. Nach Ausleitung von Quecksilber mit Chlorella, Bärlauch und Korianderkraut wurde eine Lösungs- und Holzschutzmittel-Belastung getestet. Nach dieser Entgiftung verbesserte sich die Stimmung der Patientin, ihre Ehe wurde wieder erfüllter und sie konnte sich jetzt wieder ohne Symptome in „normale" Gebäude begeben. Sie fand wieder Freude an ihrem Leben.

2. **Einem 70-jähriger Mann,** früher leitender Angestellter in einer Druckerei, wurde vor 4 Jahren Alzheimer-Erkrankung im Stadium II diagnostiziert. Er wirkte sehr verlangsamt und führte Anweisungen nicht aus. Im Test zeigte sich eine Belastung mit Quecksilber, wahrscheinlich durch frühere Amalgamfüllungen. Nach nur zwei Sitzungen und Ausleitungstherapie mit Chlorella, Bärlauch und DMPS (durch einen Arzt verabreicht) besserte sich der Zustand. Er wirkt jetzt heller und wacher und befolgt an ihn gestellte Anweisungen sofort. Die Therapie ist nach nur zwei Sitzungen noch nicht abgeschlossen.

3. **Ein 19-jähriger Schüler** mit vom Neurologen diagnostizierter Multipler Sklerose (MS-Diagnose anhand von Symptomatik und Liquorbefund). Wechselnde Sehstörungen und von den Füßen aufsteigende Sensibilitätsstörungen bis zum Oberschenkel.
Der Patient hatte nie Amalgamfüllungen, jedoch beide Eltern, so dass er über die Plazenta Quecksilber bekommen haben kann. Er hat beruflich und als Hobby viel mit Metallen (Blei, Zinn, Aluminium, Platin und Kupfer) gearbeitet und Kontakt zu Formalin. Bei der Untersuchung fanden sich im Test Schwermetalle, vor allem organisches Quecksilber (Methyl-Hg) und Narbenstörfelder (C5 und C6, Ursache war ein zurückliegender Unfall, sowie im Lumbalbereich durch Punktionsnarbe). Zusätzlich bestand eine zu geringe Bisshöhe. Zudem fand sich eine Belastung mit EBV- und Herpes zoster-Viren. Ausleitungstherapie mit Ziegenmolke, Chlorella-Algen und Bärlauch, Unterstützung der Verdauung mit Bockshornklee-Extrakt. Als antivirale Therapie Johanniskrauttinktur und Omega-3-Fettsäuren. Zur Bisskorrektur wurde eine Biss-Schiene gefertigt und eine Cranio-Sakral-Therapie durchgeführt. Zur Aluminiumausleitung wurde Apfelessig (Malonsäure) gegeben.

Beim nächsten Termin waren die Sensibilitätsstörungen der Beine rückläufig, die Sehstörungen waren nicht wieder aufgetreten. Mit dem direkten Resonanztest (Dr. Omura) fanden sich im Bereich von C7, L4 und L5 noch Schwermetalle und Viren. Zur intrazellulären Entgiftung wurde Koriandertinktur gegeben.
Beim nächsten Termin war die MS-Symptomatik komplett weg und im Test zeigten sich keine Schwermetallbelastungen mehr. Als unterstützende Therapie wurden psychokinesiologische und familientherapeutische (nach Hellinger) Behandlungen durchgeführt. Durch die Hausärztin erfolgte eine klassische homöopathische Behandlung.

4. **54-jähriger Patient,** der seit seinem 15.Lebensjahr unter epileptischen Anfällen leidet. Anfänglich traten die Anfälle im Abstand von zwei Monaten auf, im Krankheitsverlauf häuften sich die Anfälle und zum Zeitpunkt der Erstkonsultation traten sie alle fünf Tage auf. Der Patient hatte eine permanente Angst vor dem nächsten Anfall.
Bei der Untersuchung des Mundes zeigten sich Goldteilkronen und Amalgamfüllungen, die bei Kieferschluss direkten Kontakt hatten. Im regulationsdiagnostischen Test zeigte sich ein starker Elektrogalvanismus.
Nach Entfernung sämtlicher Metalle aus den Zähnen besserte sich die Epilepsie prompt. Die Häufigkeit der Anfälle nahm ab, auch der vom Patienten beschriebene „enge Ring" um den Kopf verschwand im Moment der Metallentfernung. Als Entgiftungstherapie wurde Chlorella, Bärlauch, natürlicher Schwefel (MSM), DMPS (durch einen Arzt) und Bockshornklee angewandt. Nach Ausleitung aus dem Bindegewebe konnte die intrazelluläre Ausleitung mit Korianderkraut, Glutathion und Ziegenmolke begonnen werden. Die Ängst wurden psychokinesiologisch behandelt.
Drei Monate nach der Behandlung trat kein epileptischer Anfall mehr auf.

Fallbeispiele eines Allgemeinarztes und Psychotherapeuten, Mölln

1. **51-jährige Patientin,** deprimiert wirkend mit seit ca. zwei Jahren bestehendem und in den letzten drei Monaten zunehmendem Schmerzsyndrom mit Schmerzen entlang der Wirbelsäule und der linken Brustkorbseite, Brennen in den Leisten mit „rheumatischen Gliederschmerzen und Muskelschmerzen" und Kieferschmerzen einhergehend mit unangenehmem Druckgefühl in der linken Taille, beiden Achselhöhlen und auf beiden Augen, außerdem wiederholt auftretendes Herzklopfen mit dem Gefühl von Rhythmusstörungen und besonders im Liegen zeitweise mit unangenehmem Herzdruck und Atemenge verbunden.
Die Patientin schilderte weitere vegetative Störungen wie Schwindelgefühl, Ohrensausen, Schlafstörungen, Zungenbrennen, Hautjucken und Weißwerden der Hände, Füße, Beine und des Gesichts. Am auffälligsten war ein kreisrunder Haarausfall, der zunächst am Hinterkopf begann und sich dann mit immer neuen Stellen über den gesamten Kopfbereich ausdehnte, auch die Augenbrauen erfasste und das Tragen einer Perücke notwendig machte.
Die Beschwerden wurden in einem zeitlichen Zusammenhang mit mehrfach erlittenen

Zeckenbissen gesehen. Wiederholte Blutuntersuchungen konnten keine spezielle Infektion nachweisen, insbesondere keine Borreliose bei sonst unauffälligen Blutwerten. Ärztliche Untersuchungen brachten keinen Hinweis für das Vorliegen einer organisch bedingten Ursache der Beschwerden.
Der Zahnstatus ergab ein mit zahlreichen Amalgamfüllungen saniertes Gebiss mit Brückenversorgung im vorderen linken Oberkiefer und einer Goldkrone im linken Unterkiefer. Die Bestimmung des Quecksilberabriebs mittels „Kaugummitest“ ergab in der Ruhephase 7,0 µg/Liter, in der Kauphase 46,0 µg/Liter (der Normalwert liegt jeweils bei < 2,7 µg/Liter). Der Quecksilberabrieb errechnete sich auf 10,6 µg pro Tag.
Nach durchgeführter Behandlung von alten Narben und Zahnextraktionsstellen im Sinne der Neuraltherapie: Weglassen von unverträglichen Nahrungsmitteln und Therapie mit Chlorella-Algen im Wechsel mit einer Spirulina-Algenaufarbeitung, zusätzliche Gabe von Mineralstoffen und Vitaminen.
Innerhalb einer Woche nach Therapiebeginn deutliche Verminderung bis Verschwinden der regionalen Schmerzempfindungen, Beseitigung des Brenngefühls und des Hautjuckens. Nach dreieinhalb Wochen nur noch „ganz wenige Beschwerden“, Normalisierung der Gesichtsfarbe, allgemein gesteigertes Wohlbefinden. Nach fünf Wochen deutliche und kontinuierliche Zunahme des Haarwuchses auf der gesamten Schädeldecke. Vier Monate später quadrantenweise Entfernung der Amalgamfüllungen. Im weiteren Verlauf der Behandlung fühlt sich die Patientin sehr leistungsfähig, im wesentlichen beschwerdefrei und „so gut wie lange nicht“. Der Haarwuchs hält weiter an und eine erste Pigmentierung der Haare ist wieder zu erkennen.

2. **54-jährige Patientin,** mit Depressionen und seit über zwei Jahren zunehmendem Schmerzsyndrom mit Schmerzen in den Extremitäten insbesondere in Füßen und Nacken, Bluthochdruck und Übergewicht, das im Hinblick auf die schmerzenden Gelenke als besonders belastend empfunden wurde. Wegen der massiven Schmerzen bestand seit 31 Monaten Arbeitsunfähigkeit und die Berentung im Sinne der Erwerbsunfähigkeit war beantragt worden. Als weitere Beschwerden wurden vermehrte Schweißneigung, Schlafstörungen und Atemnot bei körperlicher Belastung, trockene Haut, die zum Teil ekzematös verändert war, und Hautjucken angegeben.
Vom Psychiater wurde als Dauerdiagnose genannt: depressives Versagenssyndrom mit Schlaf- und Antriebsstörung, Polyneuropathie, HWS-Syndrom, Zervikozephalgie und Fibromyalgie. Verordnung von entsprechenden allopathischen Medikamenten, u.a. Schmerzmittel und Psychopharmaka.
Der Zahnstatus ergab ein mit sechs Amalgamfüllungen und Goldkronen saniertes Gebiss mit Metallspangen und Brückenversorgung u.a. im Frontzahnbereich.
Nach durchgeführter Behandlung von alten Narben und Zahnextraktionsstellen im Sinne der Neuraltherapie: Weglassen von unverträglichen Nahrungsmitteln und Therapie mit Chlorella-Algen im Wechsel mit einer Spirulina-Algenaufarbeitung und Bärlauchtinktur, zusätzliche Gabe von Mineralstoffen und Vitaminen, zwischenzeitlich einige Sit-

zungen mit Biofeedback-Therapie. Nach sechs Wochen Entfernung aller Amalgamfüllungen in einer Sitzung. Innerhalb von einer Woche nach Therapiebeginn deutliche Verminderung der vegetativen Fehlfunktionen (z.B. vermehrtes Schwitzen und Schmerzen im Bauchraum) und deutliche Verringerung der Schmerzen, gerade morgens beim Aufstehen. Nach drei Wochen keine Schmerzen mehr, die Patientin fühlt sich „massiv besser", die Beweglichkeit der Gelenke wurde als zufriedenstellend bezeichnet.
Durch die Amalgamentferung nach sechs Wochen starke Befindlichkeitsverschlechterung: Noch im Zahnarztstuhl Wiederauftreten des muskulären Schwächegefühls mit vermehrtem rechtsseitigen Armschmerz, Halsschmerz und am Abend Augenbrennen. Besonders in den folgenden Tagen Kraftlosigkeit, die Patientin ist unfähig, die Hausarbeit zu machen.
Nach Verdoppelung der zur Ausleitung verwendeten Algendosis innerhalb einer Woche Besserung des Befindens, vermehrter Kraftzuwachs und Wohlbefinden. Die Haut war deutlich gebessert. Es bestand keine Atemnot mehr, insbesondere nicht bei Belastung. Die allopathische Medikation wurde in ärztlicher Absprache um die Hälfte reduziert und im weiteren Verlauf ganz ausgeschlichen bis auf ein Schilddrüsenpräparat.
Nach ca. 12 Wochen kurzfristiges Absetzen der Ausleitungstherapie zur Untersuchung der Quecksilberbelastung (LTT-Test), die wegen eines Materialfehlers jedoch ergebnislos blieb. Dabei wieder deutliche Verschlechterung des Befindens. Besserung nach Anpassung der Ausleitungstherapie mit einer Erhöhung der Algendosis. Im weiteren Verlauf fühlte sich die Patientin zunehmend belastbarer, leistungsfähiger und machte ihren Arbeitswillen deutlich. Nach acht Monaten nahm sie wieder eine Arbeit auf.

3. **40-jährige Patientin** mit vegetativen Beschwerden wie Durchschlafstörungen, allgemeinem Unruhegefühl, zeitweisem Gefühl von Herzrasen und Engegefühl im Brustkorb, Schwindelattacken, nervösen Magen-Darmbeschwerden mit Tendenz zur Verstopfung. Wiederholt auftretende Platzangst und allgemeine Muskelschwäche mit dem Gefühl „schlapper zu sein, als es vom Alter her sein dürfte". Ärztliche Untersuchungen ergaben keinen Hinweis auf eine organische Ursache der Beschwerden. Der Zahnstatus ergab ein mit zwei Goldkronen und 15 Amalgamfüllungen saniertes Gebiss.
Therapie mit Chlorella-Algen und kurzfristige Bärlauchtinktur, zusätzliche Gabe von Mineralstoffen (u.a. Selen), Vitaminen und Homöopathika, zwischenzeitlich Nutzen einer mittelfristigen Psychotherapie.
Die sich einstellende Besserung der vegetativen Beschwerden und das Verschwinden der inneren Unruhe führte die Patientin auf die Psychotherapie und die Änderung der Lebensumstände zurück, die erlebte Energiezunahme mit objektiv deutlicher Kraftsteigerung, das sich Einstellen eines inneren Wohlgefühls und die Normalisierung des Stuhlganges insbesondere auf die Therapie mit der Alge.
Mit zunehmender innerer Stabilisierung und stäker werdendem Kraftgefühl ließ die Patientin schrittweise die Amalgamfüllungen unter Chlorellaschutz entfernen.

Fallbeispiele aus der Praxis von der Kinesiologin Iris Detterbeck, Rheinfelden-Minseln

1. **Junge, 6 Jahre alt,** mit Allergien, Hautausschlag, Asthma und Heuschnupfen seit dem Kleinkindalter. Trotz Eigenblutbehandlungen, Cortisonspray und Salben kamen die Asthmaanfälle und Hautausschläge immer wieder. Mittels Regulationstestung ist eine Resonanz auf Quecksilber, verschiedene Schwermetalle, Unverträglichkeit auf verschiedene Lebensmittel und Viren vorhanden. Nach Ausleitungsbeginn mit Bärlauch und Chlorella zeigt sich eine deutliche Verbesserung innerhalb des ersten Monates. Weiterer Rückgang der Symptome nach psychokinesiologischen Behandlungen, in der einschränkende Glaubenssätze zu freimachenden umprogrammiert wurden. Weitere Ausleitung mit verschiedenen Tinkturen, Chlorella, Mineralien- und Spurenelementen haben den Jungen soweit gebracht, dass sich im darauffolgenden Jahr weder Heuschnupfen noch Asthmaanfälle zeigten. Mutter und Junge können mit den leichten Hautausschlägen, die sich jetzt nur noch selten zeigen, ganz gut leben.

2. **36-jährige Frau,** Zahnarzthelferin, die seit dem 17. Lebensjahr 18 Zähne mit Amalgamfüllungen hatte und diese entfernen ließ, ohne Ausleitung. Danach Leberentzündung, Nierenentzündung, chronische Entzündung der Magenschleimhaut, Geschwür im Zwölffingerdarm, Herzrasen/Herzrhythmusstörungen, ständige Schlappheit, Müdigkeit, Erschöpfung, Halsschmerzen. Drei Jahre später dann Darmbeschwerden, Blähbauch, tägliche Kopfschmerzen, Migräneanfälle bis zu 1–2-mal wöchentlich, immer leichter Husten und verschleimt, Zittern und Vibrieren verschiedener Körperregionen, Nervenzusammenbrüche und Brennen in den Fußsohlen hinzu. Die Ausführung des Berufes war in diesem Zustand nicht mehr möglich, da sich die Symptome während der Arbeit verstärkten.
Acht Jahre nach der Entfernung der Amalgamfüllungen wurde eine Quecksilbervergiftung festgestellt und mit der Ausleitung mittels Chlorella, Bärlauch, Solidago und Vitamin C begonnen und später Korianderkraut gegeben. Nach einem Jahr intensiver Betreuung auch unter Zuhilfenahme der Psychokinesiologie und phänomenologischer systemischer Arbeit nach Bert Hellinger sind die Migräneanfälle verschwunden, Kopfschmerzen und Darmprobleme entstehen nur noch nach dem Essen von derzeit noch unverträglicher Nahrung. Das Zittern und Kribbeln der Muskulatur ist vollständig verschwunden. Mit fortschreitender Entgiftung wird die körperliche und mentale Belastungsfähigkeit immer größer.

Fallbeispiele aus der Naturheilpraxis von Wieland Braun, Wehr

1. **Junge, vier Monate alt,** mit diagnostizierter Neurodermitis aufgrund einer sehr starken Nahrungsmittel-Unverträglichkeit. Hauterscheinungen besonders in den Gelenkbereichen, im Gesicht und am Oberkörper zu sehen. Normale, adaptierte Säuglingsnahrung verschlechtert den Zustand erheblich, bei hypoallergener Flaschenkost wird nur die Stufe I in kleinen Portionen

vertragen. Die Stufe II oder eine größere Trinkmenge von Stufe I haben Erbrechen zur Folge. Die Austestung (Regulationsdiagnostik nach Dr. Klinghardt) zeigt eine hohe Quecksilber-Belastung verbunden mit unzähligen Nahrungsmittel-Unverträglichkeiten, besonders von Kuhmilcheiweiß, Hafer und Weizen.
Die Therapie mit Chlorella, als Pulver der Flaschennahrung beigefügt, und Fischöl, beendet das Erbrechen nach dem Trinken der Flasche sehr schnell, innerhalb von fünf Monaten ist die Anfangsbelastung fast beseitigt.
Begleitend erfolgt eine Behandlungsreihe mit Psychokinesiologie nach Dr. Klinghardt und Homöopathie, um die vielfältigen Nahrungsmittel-Unverträglichkeiten zu beseitigen. Die Hautreaktionen treten nach acht Behandlungen innerhalb von zwölf Monaten nur noch unter starken Stress-Situationen auf. Die Anzahl der Unverträglichkeiten ist jetzt, im Alter von zwei Jahren, auf wenige Nahrungsmittel und Zusatzstoffe begrenzt. Die körperliche und geistige Entwicklung erstaunt den Kinderarzt bei den Untersuchungen immer wieder.

2. **55-jähriger Patient** mit folgenden geschilderten Symptomen: schnelle Ermüdung, keine Lust etwas zu unternehmen, hat an nichts mehr Freude, vergräbt sich nach der Arbeit zuhause am liebsten im Keller (krasser Gegensatz zu früher). Nach klinischen Untersuchungen aufgrund von obigen Beschwerden wurde von Ärzten eine hochgradige Herzinsuffizienz (NYHA 2–3) festgestellt und zur Einwilligung in eine Herztransplantation geraten, welche der Patient aber ablehnte. Die Austestung ergab eine sehr hohe Belastung durch Quecksilber und Amalgam. Zu diesem Zeitpunkt waren noch zwei Zähne mit Amalgamfüllungen und feste Goldbrücken (seit 15 Jahren) im Mund. Beruflich hatte er früher mit Quecksilber in großen Mengen zu tun, der Umgang damit war entsprechend unkritisch und ohne besondere Schutzmaßnahmen. Die hauptsächlich belasteten Organe waren: Herz, Lunge, Leber, Nieren, Prostata und das Gehirn.
Die Therapie umfasst Chlorella, Bärlauch und Korianderkraut im Wechsel, homöopathische Entgiftungsmittel, Fischölkapseln, Distelöl und Erdnussöl als Lieferanten notwendiger Fettsäuren sowie Handakupressur nach Dr. Omura.
Nach einer Dauer von vier Wochen hat der Patient selbst bereits die ersten Änderungen bemerkt, nach ca. sechs Wochen plante er, wie früher, eine Segeltour mit Radausflügen für den Urlaub. Die Therapie dauert noch an und die von ihm empfundene Leistungsfähigkeit nimmt weiter zu.
(Anmerkung: Die Anreicherung von Quecksilber in den Herzmuskel kann nach neuesten wissenschaftlichen Studien zu einer Herzinsuffizienz führen {1})

3. **63-jähriger Patient** mit folgenden geschilderten Symptomen: Gedächtnisprobleme, innere Unruhe, Kieferprobleme, Ohr- und Hörprobleme, Durchblutungsstörungen an Händen und Füßen. Die Testung nach Dr. Klinghardt ergab eine hohe Belastung durch Amalgam, geringere durch andere Schwermetalle, Beeinträchtigungen des Organismus durch Lösungsmittel, Hefepilzinfektionen, Staphylokokken und Zahnherde. Die am

meisten betroffenen Organe waren Lunge, Schilddrüse, Wirbelsäule, Gehirn, Leber, Niere und Dickdarm. Therapie mit Chlorella, phasenweise nach Testung Bärlauch, Korianderkraut, Bockshornklee, Vitamin C, Kürbiskernöl und Handakupressur nach Dr. Omura. Als Unterstützung waren nacheinander Boldoblättertee und Grüntee sowie eine Begleitbehandlung mit Homöopathika und Entfernung des hauptsächlich störenden Zahnes durch den Zahnarzt.

Nach 3-monatiger Behandlung und gleichzeitig intensiver Nutzung der eigenen Infrarot-Sauna haben sich die Belastungswerte etwa halbiert und der Patient fühlt sich um vieles besser und leistungsfähiger.

4. **50-jähriger Patient** mit folgenden geschilderten Symptomen: Wirbelsäulenprobleme, Verspannungen im gesamten Rücken, generalisierte Muskelschmerzen, Gelenk- und Kopfschmerzen, Sehstörungen, später noch Gedächtnisschwäche für aktuelle Dinge, im Gespräch geht der Faden verloren, plötzlich fehlen Worte und Wissen, depressive Grundstimmung, massive Verdauungsstörungen und unerklärbare psychische Reaktionen.

Aus der Anamnese ergibt sich noch ergänzend, dass vor fünf Jahren in Etappen alle Amalgamfüllungen entfernt und die jeweiligen Zähne mit Gold, Platin oder Iridium versorgt wurden. Die schon vorher bestehenden Gesundheitsprobleme haben sich in der Folge verschlimmert, so dass kurze Zeit später die Einstufung als Frührentner eintrat. Um die Zeit sinnvoll zu nutzen begann der Patient sein Hobby, Tiffany-Glaskunst, intensiver zu betreiben, was nach einiger Zeit nicht mehr möglich war, ohne dass gesundheitliche Auswirkungen eintraten (bei der Tiffany-Technik werden die Glasstücke mit Metallfolien eingefasst und verlötet). Durch die beim Löten entstehenden Metall- und Lösungsmitteldämpfe wurde der Zustand noch verschlechtert. In der Zeit bis zur Vorstellung in der Praxis gab es viele Behandlungen und auch zwei Schlaganfälle.

Die Austestung ergab eine Belastung durch eine Vielzahl von Metallen, Lösungsmitteln, Resten von Infektionskrankheiten und Pilzerkrankungen (Monilia, Aspergillus). Hauptsächlich war Quecksilber in Gehirn, Leber, Dünndarm, Dickdarm, Herz und Nieren angesammelt. Die Therapie umfasste zunächst Chlorella, Bärlauch, Fischölkapseln, Handakupressur nach Dr. Omura und die Leberfunktion unterstützende Heiltees. Später folgten im Wechsel Bockshornklee, Korianderkraut, Vitamin C, homöopathische Entgiftungsmittel, Johanniskraut und Olivenöl. Begleitend erfolgte eine psychokinesiologische Behandlung (Dr. Klinghardt) und nach Bedarf mit Homöopathika, um die Lösungsmittel und die anderen Störfaktoren gleichzeitig zu verringern. Nach einer Behandlungsdauer von eineinhalb Jahren hat sich der Zustand des Patienten so gebessert, dass er vital, zuversichtlich und kraftvoll sein Leben gestaltet. Seine Umgebung bestätigt ihm seine große Veränderung.

5. **Patientin, 46 Jahre,** mit diagnostizierter Epilepsie. Die Patientin schildert die folgenden Symptome: Wirbelverschiebungen mit Verspannungen und Missempfindungen in Armen und Beinen, geringe Belastungsfähigkeit gegenüber früher, hohes Schlafbedürf-

nis, starke Stimmungsschwankungen, fühlt sich nur in sehr warm geheizten Räumen wohl, hat sehr schnell kalte Hände und Füße. Nach mehreren unerklärlichen plötzlichen Zusammenbrüchen mit Bewusstlosigkeit erfolgt die Diagnose Epilepsie und die Behandlung mit den entsprechenden Mitteln, die sie aber nur schlecht verträgt. In der Anamnese wird deutlich, dass die „Anfälle" begonnen haben, nachdem die Zahnsanierung (quadrantenweise Entfernung der Amalgamfüllungen mit sofort daran anschließendem Einbau von Goldfüllungen) seit etwa sechs Wochen beendet war.

Die Austestung zeigte eine hohe Belastung durch Amalgam, Quecksilber und weitere Schwermetalle. Bedeutsam waren auch die Reste von Infektionskrankheiten und von Lösungsmitteln. Gleichzeitig waren hohe Leberfunktionswerte (Gamma-GT fast das Vierfache des oberen Grenzwertes) bei Kontrolluntersuchungen durch den Arzt festgestellt worden, was die Furcht vor Schädigungen durch die Medikamente verstärkte. Die Therapie umfasste anfänglich Chlorella, Johanniskraut, homöopathische Entgiftungsmittel, Handakupressur (Dr. Omura) und die Leberfunktion unterstützende Teemischungen. In der Folgezeit wechselten die Dosierungen, es kamen Teemischungen für die Nieren und Boldokraut hinzu. Begleitend erfolgte eine Behandlung mit Psychokinesiologie (Dr. Klinghardt) und nach Bedarf mit Homöopathika, um Lösungsmittel und andere Störfaktoren gleichzeitig zu verringern. Nach einer Behandlungsdauer von zwölf Monaten hatte sich der Zustand der Patientin so gebessert, dass der Arzt begonnen hat, die Dosierung der anti-epileptischen Medikamente zu verringern. Die Patientin hat seither keinen Zusammenbruch mehr und ca. sechs Monate nach Beginn der Therapie wieder warme Hände und Füße. Die Behandlung dauert noch an.

Fallbeispiele aus der Heilpraxis von Richard Mayer-Sonnenburg, Augsburg

1. **Patientin, 52 Jahre,** leidet seit Jahren an schmerzhafter Trigeminus-Neuralgie. Der Test nach Dr. Klinghardt zeigt eine Weizenallergie. Der Nervenaustrittspunkt links ist mit Quecksilber belastet, die Amalgamfüllungen sind allerdings schon vor Jahren ohne besonderen Schutzmaßnahmen entfernt worden. Die zuvor von verschiedenen Ärzten vorgenommenen Behandlungsmaßnahmen führten seither zu keiner Schmerzlinderung.
Therapie: Chlorella und Vitamin C (zeitversetzt). Nach drei Monaten zusätzlich fünf Tropfen Korianderkraut-Tinktur und Bärlauch. Gleichzeitig pflanzliche Mittel zur Stärkung von Leber und Nieren. Innerhalb von vier Monaten konnte eine deutliche Verringerung der Schmerzattacken festgestellt werden. Nach weiteren drei Monaten war die Patientin schmerzfrei und lebensbejahender. Während der Ausleitung wurden zudem drei psychokinesiologische Behandlungen durchgeführt.

2. **Schülerin, 12 Jahre,** leidet seit vielen Jahren an Heuschnupfen, Asthma und Schulangst. Zum Ferienende muss sie nachts bis zu 20 Mal zur Toilette. Der Regulationstest nach Dr. Klinghardt ergab eine Milchallergie und eine Quecksilberbelastung. Da das Kind keine Amalgamfüllungen hatte,

muss die Hg-Belastung von der Mutter während der Schwangerschaft und Stillzeit erworben sein. Sie ist das älteste Kind (oft höher belastet).
Therapie: Chlorella, Bärlauch und nach fünf Wochen zusätzlich Korianderkraut. Nach 3 Monaten haben sich die Beschwerden wesentlich gebessert.

3. **48-jährige Patientin** mit schon lange bestehendem Haarausfall mit teilweiser Glatzenbildung, dazu Reizblase und Konzentrationsschwierigkeiten. Die Amalgamfüllungen wurden vor vielen Jahren ohne Schutzmaßnahmen entfernt. Der Test ergab eine deutliche Belastung durch Amalgam.
Therapie: Chlorella, Bärlauch, Vitamin C und nach sechs Wochen zusätzlich Korianderkraut. Nach zwei Monaten bildet sich an den kahlen Stellen Haarflaum. Nach sechs Monaten ist die vormals kahle Stelle kaum sichtbar. Die Patientin fühlt sich energiegeladen und kann sich wieder besser konzentrieren. In der Zeit der Ausleitung wurden auch mehrere psychokinesiologische Sitzungen durchgeführt.

Fallbeispiele aus der Heilpraxis von Ulrike Johanna Fischer, Weil der Stadt

1. **Patientin, 35 Jahre,** mit rheumatischen Beschwerden an beiden Armen und Beinen, manchmal auch Schmerzen am Rumpf. Die Krankheit begann unmittelbar nach der Schwangerschaft vor fünf Jahren. Die Untersuchungen des Blutes und eine Computertomografie waren unauffällig. Die Patientin berichtet, dass sie sich direkt nach der Schwangerschaft und zwei Monaten Stillzeit elf Amalgamfüllungen entfernen ließ. Eine Ausleitung wurde nicht durchgeführt. Die Schmerzen waren so stark, dass sie morgens nicht gleich aus dem Bett steigen konnte und sie ihre Haushaltsarbeit nur unter großen Anstrengungen verrichten konnte. Sie war schnell ermüdet, weswegen sie sich alle zwei Stunden hinlegen musste. Der Regulationstest nach Dr. Klinghardt zeigte eine hochgradige Amalgambelastung.
Therapie: 14 Tage lang 40 g Chlorella-Algen täglich über den Tag verteilt. In den ersten drei Tagen verstärkten sich die Beschwerden, danach verbesserte sich die Schmerzsymptomatik. Daraufhin wurde zusätzlich Korianderkraut in Verbindung mit der Akupressurmethode (DUET) nach Dr. Omura und Bärlauch eingesetzt. Im Laufe der Therapie wurde die Müdigkeit auch besser, während die Muskelschmerzen nochmals kurzfristig verstärkt auftraten (durch Mobilisation von Hg). Nach einem halben Jahr fühlte sich die Patientin wieder wie ein „Mensch". Mit etwa 14-tägigen bis zweimonatigen Pausen setzte sie die Ausleitung fort. Nach 18 Monaten war sie endlich beschwerdefrei, die Müdigkeit hat sich in dieser Form nicht mehr gezeigt.

2. **Patient, 49 Jahre,** mit Konzentrationsschwierigkeiten und schneller Ermüdung. „Ich bin einfach schlapp, Sport macht mir keine Freude mehr und den Humor scheine ich auch verloren zu haben". Im Test zeigt sich eine Belastung durch Amalgam, die Füllungen wurden allerdings vor zehn Jahren entfernt. Seitdem begannen die Beschwerden schleichend. Die behandelnden Ärzte hatten alles auf beruflichen Stress gescho-

ben. Der Test zeigte eine chronische Amalgamvergiftung. Nach acht Wochen Ausleitungstherapie mit Chlorella und Bärlauch bekam der Patient wieder Hoffnung, dass sich seine Krankheit bessert.
Für ein Wochenende riet ich ihm zu meinem „Spezial-Rezept“: an ein bis zwei Tagen 3–4-mal eine Höchstdosis (20 Tropfen) der Korianderkrauttinktur einnehmen und gleichzeitig die ganzen Handreflexzonen mit der Akupressur nach Dr. Omura durcharbeiten. Anzumerken ist, dass es den Patienten danach oft schlecht oder schwindlig wird und sich die ganzen Beschwerden verstärken. Dann sollte sehr viel Chlorella (unter Umständen bis zu 100 g pro Tag) mit viel Wasser und zusätzlich Bärlauch eingenommen werden, unterstützend wirkt ein täglicher Einlauf. Chlorella kann dann in 3–4 Tagen ausgeschlichen werden und es kann für 14 Tage pausiert werden. Danach mit den normalen Mengen weiterbehandeln.
Nach vier Tagen rief der Patient bei mir an: „Das war eine Rosskur, doch ich kann wieder besser denken und bin heute morgen zum ersten Mal seit langem wieder auf dem Trimm-Dich-Pfad gewesen“. Nach neun Monaten und drei „Rosskuren“ fühlt sich der Patient wieder fit. Er kann sich konzentrieren, obwohl der Stress im Beruf nicht weniger wurde. „Sogar den Humor habe ich wieder und die Menschen kommen mir viel freudiger entgegen“, meinte der Patient in der letzten Sitzung. Die Ausleitung wird jetzt in Kombination mit psychokinesiologischer Behandlung fortgesetzt.

3. **Patientin, 27 Jahre,** mit starken Menstruationsbeschwerden, chronischer Sinusitis und gelegentlichem Gefühl von Herzrhythmusstörungen. Nach Testung zeigt sich eine Amalgambelastung.
Therapie: Ausleitung mit Chlorella, Bärlauch und später Korianderkraut mit Akkupressur im Bereich des Herzens. Zusätzlich Neuraltherapie des Ganglion pterygopalatinum und des Frankenhäuserschen Ganglions.
Nach fünf Wochen traten keine Herzrhythmusstörungen mehr auf. Die Sinusitus flackerte noch einmal auf und verschwand dann innerhalb von sechs Monaten. Die Schmerzen bei der Menstruation ließen nach, das Blut war an zwei Monaten noch dunkel und klumpig und hellte sich beim dritten Mal auf. Jetzt traten prämenstruelle Depressionen auf. Durch psychokinesiologische Behandlung und nochmalige Erhöhung der Chlorelladosis auf 25 g pro Tag, kombiniert mit Johanniskraut, wurden nicht nur die Menstruationsbeschwerden besser, sondern auch der Abstand hat sich von 31 auf 28 Tage verkürzt.

Fallbeispiele aus der Heilpraxis von Bernhard Huber, Stuttgart

1. Die **35-jährige Patientin** erschien erstmals mit einem etwa 1 x 4 cm großen Ausschlag am rechten Unterschenkel, der etwa vor einem Jahr zum ersten Mal in Erscheinung getreten war. In der ersten Monaten konnte der Ausschlag mit einer Cortison-Salbe erfolgreich unterdrückt werden. Nach Absetzen der Salbe kam er wieder. 20 Jahre zuvor hatte die Patientin bei einem Sturz einen Schien- und Wadenbeinbruch erlitten, wegen Unverträglichkeit wurde die damals eingesetzte Metallplatte nach elf Wochen

wieder entnommen. Weitere zwei Monate später kam es zu einem erneuten Bruch, da das Kallusgewebe nicht richtig ausgehärtet war. Vier Jahre später wurde an einer Hammerzehe ein Keil entnommen.

Die Patientin hatte als Jugendliche zahlreiche Amalgam-Füllungen, die mit 28 Jahren ohne spezielle begleitende Maßnahmen entfernt worden waren. Nach der Erinnerung der Patientin hatte sie einige Monate vor dem Erscheinen in der Praxis eine neue große Backenzahn-Amalgam-Füllung erhalten bei bereits vorhandenen Goldkronen. Noch während der Anamnese rief die Patientin in der Zahnarztpraxis an, um zu fragen, wann die Amalgam-Füllung gelegt worden sei. Mit Erstaunen nahm die Patientin zur Kenntnis, dass die Füllung bereits vor etwa eineinhalb Jahren gelegt worden war, also einige Monate vor dem Auftreten des Symptoms. Sie beklagte sich außerdem über kalte Hände.

Im Test zeigte sich eine eingeschränkte Regulationfähigkeit durch Quecksilber. Als Therapie wurde Chlorella und DMPS (durch einen Arzt) gegeben. Verschiedene Störfelder wurden neuraltherapeutisch behandelt (die Narbe am rechten Unterschenkel, die Operations-Narbe an der Hammerzehe, der Bauchnabel, eine Narbe am linken Daumen, die von einer Schnittverletzung als Jugendliche herrührte).

Therapie für die nächsten drei Wochen: tägliche Einnahme von 3-mal 20 Algen-Tabletten, je 3-mal 10 Tropfen Bärlauch und Bockshornklee, 1 Globuli DMPS D200 sowie Okoubasan D2 Tabletten (Sanum). Nach jeder Einnahme erfolgte die Handakupressur nach Dr. Omura (DUET). Zudem erfolgte eine psychokinesiologische Behandlung.

Fünf Wochen später erscheint die Patientin zum zweiten Termin. Zwischen den beiden Terminen hat sie an einer systemischen Familienaufstellung nach Hellinger teilgenommen. Die einzige Amalgam-Füllung wurde inzwischen ebenfalls fachgerecht entfernt. Der Ausschlag ist etwas gewandert, insgesamt aber zurückgegangen. Die Hände fühlen sich weiterhin kalt an. Jetzt war im Test die Regulation offen. Allerdings fanden sich noch störende Narben mit Bezug zur Niere. Unterstützend wurden neben Chlorella Bärlauch und Johanniskraut verordnet. Psychokinesiologisch zeigt sich das Thema „Angst" zum Zeitpunkt der Geburt.

Drei Wochen später erscheint die Patientin zum nächsten Termin. Die Regulation ist offen. Die ursprüngliche Symptomstelle ist fast vollständig abgeheilt. Die Hände der Patientin fühlen sich nicht mehr so kalt an.

2. **Junge Frau, 14 Jahre,** klagt über Kreislaufschwäche und Übelkeit während der Menstruation, worunter sie seit dem Einsetzen der Regelblutungen vor zwei Jahren leidet. Die Beschwerden sind so stark, dass sie ein oder zwei Tage nicht zur Schule gehen kann. Hausarzt und Gynäkologe sind ratlos, alle Untersuchungen sind ohne Befund. Es zeigt sich eine Belastung mit Quecksilber und Silber, obwohl die Patientin selbst nie Amalgamfüllungen hatte (wohl aber ihre Mutter).

Therapie: Der Nabel wird neuraltherapeutisch entstört, zur Unterstützung der Nieren werden 3-mal 5 Kapseln Chlorella und 3-mal 2 Kapseln MSM, 3-mal 10 Tropfen Bärlauch und 1 Globuli DMPS D12 gegeben. Die folgende Menstruation verläuft unverändert

mit dem bekannten Beschwerdebild. Der kinesiologische Test zeigt, dass die Beeinträchtigung durch Schwermetalle abgenommen hat, aber noch eine Glutenunverträglichkeit vorliegt. Zur Unterstützung der Nierenfunktion werden neben Chlorella auch Allgäu-Cilantro und Bockshornklee sowie Solidago-Tropfen verordnet.
Vier Monate nach dem zweiten Besuch ist die Patientin nahezu beschwerdefrei, obwohl sie keine gluten-arme Diät eingehalten hat.

Fallbeispiele der Heilpraxis von Henning Pless, Lütjenburg

1. Ein **45-jähriger Lehrer** mit extrem zunehmenden Konzentrationsstörungen, stark nachlassender Sehfähigkeit sowie mangelnder Libido (vielfach verschwiegen, aber bei Schwermetallbelastungen häufig). Die Blutanalyse ergibt eine deutliche Fettstoffwechselstörung (stark erhöhte Cholesterinwerte) trotz Fleisch- und fettarmer Ernährung. Die Regulationsdiagnostik nach DR.KLINGHARDT bringt die eigentlichen Zusammenhänge hervor: die Leber des Patienten ist mit Quecksilber belastet, daher resultiert die schlechte Verstoffwechslung der Blutfette. Der Körper benötigt Cholesterin u.a. für zwei wichtige Vorgänge: erstens für die „Verpackung" von Schadstoffen und zweitens für die Herstellung von Hormonen.
Nach nur 3-monatiger Entgiftungstherapie mit Chlorella, Bärlauch, Koriander, natürlichem Schwefel (MSM) und Mariendistelextrakt war die Konzentrationsfähigkeit stark verbessert, die Sehfähigkeit phantastisch und der Patient berichtet leise, aber stolz, über sein beglückendes Liebesleben.

2. Eine **39-jährige Beamtin und Mutter** von drei Kindern hat seit der Geburt des zweiten Kindes starke Rückenschmerzen, ist extrem müde trotz ausreichendem Schlaf, leidet unter immer wiederkehrenden Darm- und Vaginalpilzinfektionen. Chiropraktik, Mutterkur und Anti-Pilz-Behandlungen bringen jeweils nur kurzfristige Erfolge. Die Blutanalyse ergibt eine Schwäche der Nebennieren infolge hoher körperlicher und seelischer Stressbelastung. Der Muskeltest macht die psychische und körperliche Erschöpfung klar deutlich: Nieren/Nebennieren sind stark mit Quecksilber belastet.
Therapie: Die Patientin wird konsequent mit Chlorella, Bärlauch, Koriander und Johanniskraut behandelt, zusätzlich zehn homöopathische Infusionen für die bessere Entgiftung der Nieren. Nach acht Wochen sind die „Rückenschmerzen" (Niere!) fast ganz verschwunden, die Müdigkeit ist kein Thema mehr, und bis heute gibt es kein Problem mehr mit Pilzen.
(Hier hatte die Anwendung von speziell intravaginal angewandtem Knoblauch großen Erfolg bei der Pilzbehandlung. Weitere Informationen unter Tel. 04381 – 418144 und Henning.Pless@t-online.de.)

3. Eine **32-jährige Frau** mit beginnender MS-Symptomatik nach Quecksilberentfernung ohne Ausleitung. Chlorella, Bärlauch, Koriander und Spritzen mit Bienengift bringen einen schnellen Erfolg. Die Symptome verschwinden innerhalb von zehn Wochen.

Anhang

Therapiehinweise

Dosierung und Anwendung von MSM

Vor der Einnahme ist auf eine ausreichende Versorgung der lebenswichtigen Mineralstoffe zu achten, damit MSM seine Wirkungen auch entfalten kann. Grundsätzlich werden schwefelhaltige Nahrungs- und Nahrungsergänzungsmittel bei einem Molybdänmangel nicht vertragen.
In der Regel ist die Einnahme von 1–2 g täglich ausreichend. Bei Parisitenbefall empfiehlt es sich, die Dosierung auf 12 g täglich zu erhöhen. Es sollte mit ausreichend Wasser etwa ½ Stunde vor den Mahlzeiten eingenommen werden. Wegen synergistischer Wirkungen kann es zusammen mit Vitaminen (besonders Vitamin C) verabreicht werden. Abends sollte es nicht eingenommen werden, da es zu einer Anregung des Stoffwechsels führt.
In den angegebenen Dosierungen sind bisher keine toxischen Wirkungen beobachtet worden. Es kann allerdings vorübergehend zu Entgiftungssymptomen wie Durchfällen, Hautausschlägen, Kopfschmerzen und Müdigkeit kommen, die gewöhnlich nach 1–2 Wochen verschwinden.
Die LD50 bei Mäusen, also die Dosis, bei denen 50% der Tiere versterben, liegt bei 20 g/kg Körpergewicht. Bei einem 70 kg schweren Menschen würde dies einer Einnahme von 1400 g entsprechen. Diesbezüglich ist die Anwendung von MSM sicherer als die von Kochsalz.
In Deutschland ist MSM derzeit nur über Apotheken mit einem ärztlichen Rezept erhältlich.

Chlorella-Algen

Es gibt viele Anbieter von Chlorella-Algen. Manche Algen (besonders aus Südostasien) werden verschiedenen Desinfektionsverfahren (auch Erhitzung) unterzogen, um Krankheitskeime abzutöten. Manche werden sogar zu diesem Zweck mit radioaktiven Strahlen behandelt (besonders Algenprodukte aus Japan). Je nach Desinfektionsverfahren wird die Wirksamkeit der Algen herabgesetzt. Durch radioaktive Bestrahlung entstehen sogar schädliche trans-Fettsäuren (siehe auch Kapitel Fettsäuren auf S. 107), Lipidperoxide und Strukturveränderungen an Proteinen. Mittlerweile wird eine in Deutschland hergestellte Chlorella-Alge angeboten, die aufgrund der sauberen Zuchtbedingungen in geschlossenen Röhrensystemen nicht mehr mit Keimen verunreinigt ist und deshalb nachträgliche Desinfektionsprozessen nicht benötigt. Zusätzlich ist die Umweltbelastung wegen den kürzeren Transportwege geringer.

Glutathion

Glutathion, welches hauptsächlich in den Körperzellen vorkommt, bindet auch intrazellulär abgelagertes Quecksilber, das über die Galle oder Nieren ausgeschieden wird. Glutathion kann zusätzlich sogar organisches Quecksilber (z.B. Methylquecksilber) und anorganische Quecksilberionen (Hg^{+}, Hg^{++}), die normalerweise fest an Zellstrukturen gebunden sind, reduzieren (d.h. Elektronen abgeben), so dass sich diese zu elementarem Quecksilber (Hg^{0}) umwandeln können. In dieser Form kann Quecksilber besser durch die Zellmembran gelangen (wie es auch bei der Vergiftung, allerdings in umgekehrter Richtung, in die Zelle gelangt). Mit dem jetzt in der Blutbahn und im Bindegewebe vorhandenen Entgiftungsmittel kann das Quecksilber gebunden und ausgeschieden werden.

Reduziertes Glutathion muss zur guten Wirksamkeit intravenös oder sublingual gegeben werden. Über den Magen-Darm-Trakt wird es nicht gut resorbiert und außerdem in seine Grundbausteine zerlegt (Cystein, Glycin, Glutaminsäure). Hier können die schwefelhaltigen Vorläufer des Glutathions wie die Aminosäuren L-Methionin, L-Cystein und N-Acetylcystein eingenommen werden. Diese führen zu einer erhöhten Glutathionproduktion in der Leber. Dabei muss aber genug Vitamin B_6 (Pyridoxal) vorhanden sein. Achtung: Glutathion erst in fortgeschrittenen Stadien der Entgiftung geben. Sonst kann Glutathion auf seinem Weg vom Blut durch das Bindegewebe zur Zelle Quecksilber aufnehmen und in die Zelle transportieren.

ALEN®

Dieses Nahrungsergänzungsmittel ist ein Extrakt aus 18 verschiedenen Getreide- und Gräsersorten, Gemüse (biologisch angebaut auf mineralstoffreicher Vulkanerde) und aus roten und braunen Meeresalgen. Mögliche Verunreinigungen und Schwermetalle sind aus den Algen entfernt. Die Moleküle (Peptide, Vitalstoffe, Kohlenhydrate), Mineralstoffe und Spurenelemente liegen in organisch gebundener Form vor und können so vollständig resorbiert werden.

ALEN® ist sehr basenhaltig und führt zu einer Entsäuerung und Stoffwechselaktivierung, es steigert dadurch die Ausleitung von Umweltgiften. Es wird beispielsweise vom Chefarzt der Paracelsus Kliniken (Schweiz, Spanien und USA), Dr. Rau, seit Jahren zur Ausleitung, in der Krebstherapie, bei Osteoporose, Arthritis, Diabetes und zur Kollagen-Neubildung verwendet. Es dient als Aufbaunahrung in Schwangerschaft und Stillzeit sowie als Nahrungsergänzung für Babys und Kinder. Im Hochleistungssport trägt es zur Leistungssteigerung bei. ALEN® kann in allen Ausleitungsphasen zur Stabilisierung des Stoffwechsels und zur Entgiftung, am besten nach Austestung durch einen Therapeuten, eingesetzt werden.

Modifizierter Mobilisationstest nach Dr. Daunderer {55} bzw. Dr. Aposhian {56}

Erst im normalen Urin Quecksilber und Zink bestimmen. Blase entleeren. DMPS sehr langsam intravenös injizieren (4 mg/kg KG, bei einem 70 kg schweren Mensch also etwa 300 mg), oder oral 10 mg DMPS/kg KG auf nüchternen Magen (12 h). Anschließend muss der Patient viel mineral- und kohlensäurearme Wasser trinken, dass innerhalb der nächsten 4–6 Stunden etwa 500 ml Urin ausgeschieden wird (z.B. Volvic oder Haderecker Quellwasser). Bis 4 Stunden nach der Applikation nichts essen. Urin 30 Minuten nach DMPS-Gabe bis 6 Stunden sammeln. Höhere Werte erzielt man, wenn die Sammelzeit verkürzt wird (z.B. Spontanurin 45 Minuten nach i.v. Gabe oder 2 Stunden nach oraler Einnahme von DMPS analysieren). Von offiziellen Stellen wird ein Sammeln des Urins über 24 Stunden gefordert, was zur Verdünnung der Quecksilberkonzentration und so zu viel niedrigeren Testergebnissen führt, weshalb aber eine Hg-Vergiftung nicht ausgeschlossen werden darf!

1. Interpretation der Testergebnisse:
a) Zink > 720 µg/g Kreatinin, Kupfer falsch negativ, Quecksilber falsch negativ: Bei dieser Zusammenstellung den Test nach 1–3 Monaten wiederholen.
b) Zink< 720 µg/g Kreatinin, Kupfer > 1500 µg/g Kreatinin, Quecksilber falsch negativ: Bei dieser Zusammenstellung den Test nach 1–3 Monaten wiederholen.
c) Quecksilber >50 µg/g Kreatinin: sichere Quecksilbervergiftung.
d) Zink <720 µg/g Kreatinin, Kupfer > 1500 µg/g Kreatinin, Quecksilber < 50 µg/g Kreatinin. Bei dieser Zusammenstellung gibt es folgende Möglichkeiten: keine Quecksilbervergiftung; falsch negativer Test durch Quecksilber im Nervensystem; andere Schwermetallvergiftung; Nierenfunktionseinschränkung. Den Test bei diesem Ergebnis nach 1–3 Monaten wiederholen.
2. Deutung der Quecksilber-Konzentrationen im Urin (in µg pro Liter oder g Kreatinin): Unter 50 ist eine Vergiftung unwahrscheinlich, außer im ZNS, intrazellulär, bei Mineralienmangel, bei Mobilisation durch andere Gifte oder bei Nierenfunktionsstörungen. Bei MS können niedrige Konzentrationen gemessen werden, obwohl das ZNS womöglich mit Quecksilber belastet ist. Im Bereich zwischen 50–300 µg/g Kreatinin ist eine Vergiftung wahrscheinlich, über 300 sind die Patienten schwer krank.

Tabellen

Tabelle 1: Haupt-Quecksilberquellen des Menschen

Haupt-Quecksilberquellen des Menschen (WHO 1991)	
Quelle	**Nettoaufnahme in µg pro Tag**
	(Nettoaufnahme = Gesamtaufnahme minus Ausscheidung)
Amalgamfüllungen	3,0–17,0
Fisch und andere Meerestiere /-pflanzen	2,34
sonstige Nahrungsmittel	0,25
Wasser	0,0035
Luft	0,001

Tabelle 2: Quecksilberkonzentration in µg/kg verschiedener Organe 29 Tage nach fachgerechtem Legen von Amalgamfüllungen bei Schafen und Affen (vgl. Seite 31)

Organ	Schaf {13}	Affe {14}
Blut	9,0	5,8
Urin	4,7	17,7
Zahnschmelz	318,2	7756,10
Mundschleimhaut	nicht gemessen	86,6
Zahnfleisch	323,7	4190,4
Magen	929,0	18,4
Darm	43,1	482,7
Stuhl	4489,3	3490,20
Nieren	7438,0	3053,5
Frontallappen des Gehirns	18,9	7,2
Gesichtslappen des Gehirns	3,5	12,6
Hypophyse	44,4	83,6
Schilddrüse	44,2	4,1

Tabelle 3: Symptome einer erhöhten Belastung mit verschiedenen Schwermetallen

Schwermetall	Symptome/Krankheiten
Silber	Allergien, Autoimmunkrankheiten, Angst, Vergesslichkeit, Denkstörungen, Kopfschmerzen, Schwindel, verminderte Belastbarkeit, rheumatische Beschwerden.
Kupfer	Schäden an Leber und Nervensystem, Krämpfe, Koliken, Sehstörungen, Atembeschwerden, Taubheitsgefühl der Haut und Schleimhäute, Zittern, Allergien.
Zinn	Antriebslosigkeit, Schwäche, Neuralgien, Schmerz-Überempfindlichkeit, Lähmungen, Schmerzen im Magen-Darm-Trakt, Kopfschmerzen, Husten, Kälte- und Wärmeempfindlichkeit.
Zink	Hypochrome Anämie (besondere Form der Blutarmut) durch relativen Kupfermangel, trägt zur verstärkten Giftigkeit von Quecksilber bei. Wichtig: Nie unkontrolliert Zink einnehmen – nur bei einem nachgewiesenen Mangel!

Tabelle 4: Von Kussmaul beschriebene Symptome bei chronischer Hg-Ververgiftung

Organ/Struktur	Symptom
Allgemeine Symptome	Kalte Hände und Füße, Kältegefühl, Heißhunger, Appetitlosigkeit, Gewichtsabnahme, Nachtschweiß, Infektanfälligkeit.
Augen	Nebelsehen, Sehschwäche, Bindehautentzündung.
Ohren	Schwindel, Ohrensausen, Ohrentzündungen
Nase	Verstopfte und trockene Nase mit eitrigen und blutigen Nasenentzündungen, Nasennebenhöhlen-Entzündungen.
Atemwege	Husten (trocken oder schleimig), Stechen in der Brust, Druck und Beengungsgefühl.
Mundhöhle	Speichelfluss, vergrößerte Speicheldrüsen, Metallgeschmack, Gingivitis (Zahnfleischentzündung mit Lockerung der Zähne und Zahnfleischschwund), Zungenentzündung, Geschwüre, Mundgeruch, Zahnwurzelerkrankungen.
Magen-Darm-Trakt	Blähbauch, Übelkeit, Aufstoßen, Durchfall, Verstopfung.
Herz	Rhythmusstörungen, zu schneller oder langsamer Herzschlag, Herzschmerzen, Herzklopfen
Bewegungsapparat	Muskelschmerzen und rheumatische Schmerzen, Wirbelsäulenschmerzen.
Niere	Verstärkte Eiweißausscheidung, Harndrang.
Hormondrüsen	Menstruationsstörungen, Schilddrüsenbeschwerden.
Haut und Haare	Bleichsucht, Ausschläge, Nesselsucht, Furunkel und Haarausfall.

Fortsetzung von Tabelle 4:

Nervensystem	Kopfschmerzen, Lähmungen oder Muskelschwäche, Zittern (Tremor), Muskelzuckungen, Kribbeln oder Ameisenlaufen in den Gliedern (Parästhesien), Taubheitsgefühle (Hypästhesien), Stottern.
Psychische Symptome	Erschöpfung, Angstgefühle, Gedächtnisschwäche, Nervosität, Depressionen, Schlaflosigkeit, Konzentrationsstörungen, optische Halluzinationen.

Tabelle 5: Von jungen Amalgamträgern signifikant häufiger beklagte Beschwerden und Symptome {28} (Ergebnisse einer Studie, die in den Achtzigern des 20. Jahrhunderts an jungen, gesunden Studenten, Durchschnittsalter 23 Jahre, in den USA durchgeführt wurde. Die Teilnehmer der einen Gruppe hatten keine Amalgamfüllungen (auch nicht früher), die andere hatte durchschnittlich zehn Füllungen. Die genannten Symptome traten in der Amalgamgruppe statistisch häufiger auf.)

Organ/Struktur	Symptom
Allgemeine Symptome	Erschöpfungszustände, Müdigkeit am morgen, Erkältungsneigung.
Augen	Gesichtsfeldeinengung, beeinträchtigtes Dämmerungssehen, vermehrte Irispigmentierungen.
Nase	Heuschnupfen.
Atemwege	Asthma.
Mundhöhle	Vermehrtes Zähneknirschen, Mundgeruch, Zahnfleischbluten, Metallgeschmack.
Magen-Darm-Trakt	Sodbrennen, Verdauungsbeschwerden.
Herz	Herzrhythmusstörungen.
Bewegungsapparat	Gelenkschmerzen.
Kreislauf und Blut	Bluthochdruck, verminderte Sauerstoffaufnahmefähigkeit des Blutes, verminderte Anzahl von T-Lymphozyten.
Hormondrüsen	Menstruationsbeschwerden.
Haut und Haare	Hautausschläge.
Nervensystem	Kopfschmerzen, Schmerzen in der Brust.
Psychische Symptome	Unzufriedenheit mit ihrem Leben, häufiger Selbstmordgedanken, Entscheidungsschwierigkeiten, geringes Selbstvertrauen, schlechte Laune, Depressionen, plötzliche Wutausbrüche.

Tabelle 6: Änderung der häufigsten Symptome und Krankheiten bei 1569 Patienten sechs Monate nach Entfernen aller Amalgamfüllungen (FTFD-Studie) {27}

Gesamtzahl in %	Symptom	Gesamtzahl	Besserung oder Heilung	Besserung oder Heilung in %
45	Müdigkeit	705	603	86
34	Kopfschmerzen	531	460	87
29	Sehstörungen	462	289	63
22	Depressionen	347	315	91
21	Schwindel	343	301	88
20	Hautkrankheiten	310	251	81
17	Konzentrationsstörungen	270	216	80
17	Gedächtnisverlust	265	193	73
17	Metallgeschmack	260	247	95
15	Magen-Darm-Störungen	231	192	83
14	Allergien	221	196	89
12	Aphthen (Geschwüre im Mund)	189	162	86
12	Schlaflosigkeit	187	146	78
10	Herzrhythmus-Störungen	159	139	87
10	Nervosität	158	131	83
9	Halsschmerzen	149	128	86
8	Reizbarkeit	132	119	90
8	Zahnfleisch-Erkrankungen	129	121	94
8	Muskelzittern	126	104	83
8	Taubheitsgefühl	118	97	82
7	Störungen des Harnsystems	115	87	76
7	Multiple Sklerose	113	86	76
6	Blutdruck zu hoch/zu niedrig	99	53	54
6	zu schneller Herzschlag	97	68	70
6	Antriebslosigkeit	91	88	97
6	Blähungen	88	70	80
5	Beklemmungsgefühl	86	80	93
5	Gereiztheit	81	68	84
5	Brustschmerzen	79	69	87
4	Schilddrüsenerkrankungen	56	44	79
3	Migräne	45	39	87

	Stimmungen	
1	Man regt sich gleich über Kleinigkeiten auf	☐
2	Kritiküberempfindlichkeit	☐
3	schnell entmutigt	☐
4	Depressionen	☐
5	menschenscheu	☐
6	Minderwertigkeitsgefühle	☐
7	Schwierigkeiten, etwas anzupacken	☐
8	bedrückt	☐
9	Angst	☐
10	unsicher, schüchtern	☐
11	Selbstmordgedanken	☐
	Schlaf, Müdigkeit	
12	starke Müdigkeit	☐
13	vermehrtes Schlafbedürfnis	☐
14	Müdigkeit nach ausreichendem Schlaf	☐
15	Schlaflosigkeit	☐
16	plötzliches Aufwachen, weil der Körper in Aufruhr ist	☐
17	schlechter Schlaf mit vielen Träumen	☐
18	Gefühl, als breche bald eine Erkältung aus	☐
19	zittrig	☐
20	Frösteln	☐
21	Krankheitsgefühl	☐
22	Schwäche	☐
	Sprache, Denken	
23	man vergisst, was man gerade sagen wollte	☐
24	Konzentrations-Schwierigkeiten	☐
25	man kann die Lippen nicht richtig bewegen und somit Worte nicht richtig aussprechen	☐
26	Schwierigkeiten beim Verfolgen eines Gedankens	☐
27	man kann anderen beim Zuhören nicht folgen	☐
28	man versteht Gelesenes schlecht	☐
29	man erinnert sich schlecht an Vergangenes	☐

	Verschiedenes	
30	Zuckungen der Muskeln	☐
31	zittrige Hände beim Ausstrecken	☐
32	zittrige Zunge, Lippen oder Augenlider	☐
33	starkes Zittern wie bei Schüttelfrost	☐
34	unfreiwillige Gewichtsabnahme	☐
35	Appetitlosigkeit	☐
36	Hitzegefühl	☐
37	Frieren	☐
38	kalte Körperteile (Hände, Füße, Nase)	☐
39	geschwollene Finger, Füße oder Hand- und Fußgelenke	☐
	Krämpfe und Schmerzen	
40	Krämpfe oder unwillkürliche Bewegungen im Gesicht	☐
41	Wadenkrämpfe	☐
42	Schmerzen der Muskeln zwischen oder unterhalb der Schultern	☐
43	Schmerzen hinter den Schultern	☐
44	Schmerzen an Armen und Beinen	☐
45	Schmerzen an Händen und Füßen	☐
46	Nackenschmerzen	☐
47	Schulterschmerzen	☐
48	Gelenkschmerzen	☐
50	Lendenschmerzen	☐
51	Schmerzen im Brustbein	☐
52	Schmerzausstrahlung in den Rücken	☐
53	Schmerzen unter den Rippen rechts	☐
54	Schmerzen in der Achselhöhle	☐
55	Schmerzen in der Leiste	☐
	Geschlechtsorgane	
56	stärkere Monatsblutungen	☐
57	schwächere Monatsblutung	☐
58	längere Monatsblutung	☐
59	Zunahme von Beschwerden während der Periode	☐

60	Zunahme von Beschwerden vor der Periode	☐
61	Zunahme von Beschwerden nach der Periode	☐
62	Prostatabeschwerden	☐
	Haut, Haare, Nägel	
63	Ausschläge oder Rötungen an Stellen, die mit Metall in Berührung waren	☐
64	Ausschlag nach Sonnenbad	☐
65	Zunahme an Sommersprossen	☐
66	neues oder vermehrtes Auftreten von Pickeln bei Erwachsenen	☐
67	Neigung zu Blutergüssen	☐
68	Beulen	☐
69	Hautjucken	☐
70	wiederholt auftretende Ausschläge	☐
71	Ekzeme	☐
72	plötzliches Empfinden von „Ameisenbissen"	☐
73	gelbliche Hautfarbe	☐
74	blasse Gesichtsfarbe	☐
75	starke Neigung zu Schwitzen	☐
76	glanzloses, sprödes und stumpfes Haar	☐
77	das Haar ist unerklärlicherweise dunkler geworden	☐
78	verstärkter Haarausfall	☐
79	spröde, brüchige Nägel	☐
	Kopf	
80	Kopfschmerzen	☐
81	Benommenheit	☐
82	Schwindelgefühle, die das Laufen schwer machen	☐
83	Stürze durch Schwindelanfälle	☐
84	Schwank- oder Schaukelschwindel	☐
85	Schwindel beim Hinlegen	☐
86	Taubheits- und Kältegefühl im Hinterkopf	☐
87	Gefühl, als ob der Kopf platzen will	☐
88	Stirndruck	☐
89	Gefühl, als würden die Augen herausgepresst	☐

90	eingefallene Augen	☐
91	blutunterlaufene Augen	☐
	Verdauungssystem und Blase	
92	Übelkeit	☐
93	Aufstoßen oder Sodbrennen	☐
94	Erbrechen	☐
95	Blähbauch	☐
96	Blähungen	☐
97	Magenschmerzen	☐
98	Unterleibsschmerzen	☐
99	heller Stuhlgang	☐
100	weicher Stuhlgang	☐
101	Durchfall	☐
102	Verstopfung	☐
103	kleine Mengen dunklen Urins	☐
104	große Mengen hellen Urins	☐
	Herz und Atmung	
105	unregelmäßiger Herzschlag	☐
106	schwacher Herzschlag	☐
107	Gefühl, als ob das Herz stehen bleibt	☐
108	verstärkter Herzschlag	☐
109	Schmerz in der Brust, der ausstrahlen kann	☐
110	hoher Ruhepuls (> 90 pro Minute)	☐
111	langsamer Puls	☐
112	heftiger Herzschlag bei geringer Anstrengung	☐
113	Atemlosigkeit bei geringer Anstrengung	☐
114	Atemlosigkeit ohne Anstrengung	☐
115	langfristige Kurzatmigkeit	☐
116	Atembeschwerden	☐
117	das Gefühl, mit dem Atmen aufzuhören – die Atmung muss willentlich durchgeführt werden	☐
118	schwache Atmung	☐
119	flache Atmung	☐

120	Gefühl, ein Eisenband liege um die Brust	☐
	Sinne	
121	man sieht alles wie durch Nebel	☐
122	Licht-Überempfindlichkeit	☐
123	Einschränkung des Gesichtsfeldes	☐
124	man sieht für den Bruchteil einer Sekunde nichts mehr	☐
125	Funken, leuchtende oder farbige Flecken im Gesichtsfeld	☐
126	Flecken schwimmen im Gesichtsfeld herum	☐
127	Doppelbilder	☐
128	schlechtes Dämmerungssehen	☐
129	schlechtes Gehör	☐
130	überempfindliches Gehör	☐
131	Ohrgeräusche	☐
132	Gefühl, als ob das Gehörte nicht bis zum Bewusstsein vordringt	☐
133	Geruchssinn-Störungen	☐
134	empfindlicher Geruchsinn gegenüber Parfüm, Rauch, Essen	☐
135	Metallgeschmack im Mund	☐
136	Gefühl, als ob Alufolie im Mund wäre	☐
137	schlechter Geschmack im Mund	☐
138	Essen wirkt geschmacklos	☐
139	Brennen in Mund oder Hals	☐
140	Taubheit in Beinen, Füßen oder Zehen	☐
141	Taubheit in Armen, Händen oder Fingern	☐
142	Wärme- oder Hitzegefühl	☐
143	Gefühl, als ob Nerven zucken	☐
	Koordination/Belastbarkeit	
144	Fallenlassen von Gegenständen	☐
145	Anstoßen an Gegenstände (Möbel, Türrahmen)	☐
146	baldige Müdigkeit beim Stehen	☐
147	Muskelschwäche	☐
148	schnelle Erschöpfung	☐
149	schwere, kaum kontrollierbare Beine	☐

150	vermehrte Beschwerden nach körperlicher Anstrengung	☐
	Mund	
151	Mundgeschwüre	☐
152	häufiges Zahnfleischbluten	☐
153	vermehrter Speichelfluss	☐
154	trockener Mund trotz genügenden Trinkens	☐
155	vermehrter Durst	☐
156	Mundgeruch	☐
157	unerklärliche Zahnschmerzen	☐
158	Kieferschmerzen	☐
159	Zahnfleischschwund	☐
160	Geschwüre an Zahnfleisch, Gaumen oder Zunge	☐
161	weiße/helle Flecken im Mund oder an den Lippen	☐
162	dunkle Flecken auf dem Zahnfleisch	☐
163	dunkle Linie zwischen Zähnen und Zahnfleisch	☐
164	Abdrücke der Zähne sind am Zungenrand sichtbar	☐
165	Pelzigkeitsgefühl der Lippen oder der Zunge	☐
166	Zunge fühlt sich zu groß an	☐
	Hals	
167	Druck oder Kloßgefühl im Hals	☐
168	Schleim im Hals ohne Erkältung	☐
169	Schluckbeschwerden	☐
170	Heiserkeit ohne Erkältung	☐
171	Hustenanfälle	☐
172	Halsweh (Rötung ohne Infektion)	☐
173	Infektneigung	☐
174	Schwellung im Bereich der Schilddrüse	☐
175	weiche, kleine, verschiebbare Knoten am seitlichen Hals	☐
176	einschnürendes Gefühl bei Kleidungsstücken oder Halsketten	☐

Tabelle 8: Anzahl der Nachkommen verschiedener Rattengruppen abhängig von der Ernährung (nach Kühnau und Bernaseck)

Generation	**Ernährung**	**1.**	**2.**	**3.**	**4.**
Gruppe I	frisch gemahlenes Vollkornmehl	11,3 Nachk.	9,7 Nachk.	12,3 Nachk.	12,0 Nachk.
Gruppe II	Brot aus frisch gemahlenen Vollkorngetreide	12,3 Nachk.	9,5 Nachk.	9,3 Nachk.	11,6 Nachk.
Gruppe III	14 Tage altes Vollkornmehl	9,5 Nachk.	4,5 Nachk.	3,2 Nachk.	-
Gruppe IV	Brot aus 14 Tage altem Vollkornmehl	8,0 Nachk.	3,5 Nachk.	2,0 Nachk.	-
Gruppe V	Auszugsmehl	8,0 Nachk.	4,0 Nachk.	1,2 Nachk.	-

Tabelle 9: Homöopathische Gegenmittel nach Hahnemann

Wertigkeit	**Mittel**
dreiwertig	Aurum, Carbo vegetabilis, Hepar sulfuris, Kalium jodatum, Lachesis, Natrium sulfuricum, Acidum nitricum, Phytolacca, Staphisagria, Sulfur.
zweiwertig	Antimonium crudum, Argentum metallicum, Asa foetida, Belladonna, Calcium carbonicum, Chelodonium, China, Clematis, Colchicum, Cuprum metallicum, Euphrasia, Guajacum, Jodum, Ledum, Mezerum, Azidum muriaticum, Acidum phosphoricum, Pulsatilla, Sarsaparilla, Silicea.
einwertig	Cichorium, Conium, Dulcamara, Graphites, Kalium bichromicum, Podophyllum, Rheum, Rhododendron, Selenium, Sepia, Spongia, Stramonium, Strontium, Thuja, Valeriana, Viola tricolor, Zincum metallicum.

Stichwortverzeichnis

Literaturverzeichnis

1 Frustaci A, Magnavita N et al. (1999): Marked elevation of myocardial trace elements in idiopathic dilated cardiomyopathy compared with sec. cardiac dysfunction. *J Am Coll Cardiol;* 33(6), S. 1578–1583

2 IPCS (1991): Environmental Health Criteria 118. Inorganic Mercury. World Health Organization, Genf

3 Ruprecht J (1997): Dimaval / DMPS-Heyl, wissenschaftliche Produktmonographie.
Heyl GmbH & Co. KG Berlin, 6. Auflage

4 Mayer R, Diehl M (1976): Abgabe von Hg aus Amalgamfüllungen in den Speichel. *Dtsch Zahnärztl Z;* 31: 855-859

5 Institut für Chemie, Universität Freiburg (1992/93): Chemisches Praktikum für Mediziner, Zahnmediziner und Lehramt-Biol., Skript z. Vorles. 1-Einführ.; S. 76

6 Edwards T, McBride BC: Biosynthesis and degradition of methylmercury in human faeces. *Nature;* 253: 462-464

7 Ludwicki JK (1989): Studies in the role of gastrointestinal tract contents in methylation of inorganic mercury compounds. *Bull Environ Contam Toxicol;* 42: 283-8

8 Heintze U, Edwardsson S, Derand T, Birkhed D (1983): Methyl. of mercury from dental amalgam and mercury chlorid bey oral streptococci in vitro. *Scand J Dent Res;* 01: 150-2

9 Yannai S, Berdicevsky I, Duek L (1991): Transformations of inorganic mercury by Candida albicans and saccharomyces cerevesiae. *Appl Environ Microbiol;* 57(1): 245-7

10 Hoffmann U (1996): Krank durch Amalgam, und was dann? Institut f. Naturheilverfahren Marburg, 9

11 Krauss P (1995): Feldversuch zur Amalgamproblematik. Pressebericht, Tübingen

12 Drasch G, Schupp I, Höfl H, Reinke R, Roider G (1994): Mercury burden of human fetal and infant tissues. *Eur J Paediat;* 194 (8): 607-10

13 Hahn LJ, Kloiber R, Vimy MJ, Takahashi Y, Lorscheider FL (1989): Dental „silver" tooth fillings: a source of mercury exposure revealed by whole body image scan and tissue analysis. *FASEB J;* 3:2641-6

14 Hahn LJ, Kloiber R, Leininger RW, Vimy MJ, Lorscheider FL (1990): Whole-body imaging of the distribution of mercury released from dental fillings into monkey tissues. *FASEB J;* 4:3256-60

15 Vimy MJ, Takahashi Y, Lorscheider FL (1990): Maternal-fetal distribution of mercury 203-Hg released from dental amalgam fillings. *Am J Physiol;* 258, R939-45

16 Hamre HJ (1997): Amalgam. Hippokrates-Verlag, Stuttgart

17 Lorscheider FL, Vimy MJ, Summers AO (1995): Mercury exposure from „silver" tooth fillings: emerging evidence questions a traditional dental paradigma. *FASEB J;* 9(7) 504-8

18 Sigel A, Sigel H (1997): Mercury and its Effects on Environment and Biology. Marcel Dekker, Inc, New York, in *Metal ions in Biological Systems;* Vol. 34

19 Nylander et al. (1987): Mercury concentr. in the human brain and kidneys in relation to exposure from dental amalgam fillings. *Swed Dent J;* 11: 179-187

20 Eggleston DW, Nylander M (1987): Correlation of dental amalgam with mercury in brain tissue. *J Prosthet Dent;* 58(6):704-7

21 Danscher et al. (1990): Traces of Mercury in Organs from Primates with Amalgam fillings. *Exp Molec Pathol;* 52: 291-99

22 Stejskal J, Stejskal VDM (1999): The role of heavy metals in autoimmunity and the link to neuroendocrinology. *Neuroendocrinology Letters;* 20: 351–364

23 Ziff S (1997): Amalgam, die toxische Zeitbombe. Bastei-Lübbe, Köln

25 Summers AO et al. (1993): Mercury released from dental „silver“ fillings provokes an increase in mercury- and antibiotic-resistent bacteria in oral and intestinal floras of primates. *Antimicrob Agents Chemother;* 37(4): 825-34
26 Kussmaul A (1867): Untersuchungen über den constitutionellen Mercurialismus und sein Verhältnis zur constitutionellen Syphilis. Würzburg: Stahel'sche Buch und Kunsthandlung zitiert in : Hamre, HJ (1997): Amalgam. Hippokrates Stuttgart
27 FTFD (1993): Analysis of patient adverse reaction reports. *Bio-Probe-Newsletter;* 1: 4
28 Forsberg R (1996): Amalgam. Knaur, München, S. 156–157
29 Skare I, Enquist A (1994): Human exposure to mercury and silver released from dental restorations. *Arch Environ Hlth;* 49: 384-394
30 Hoffmann U (1996): Krank durch Amalgam und was dann? Institut für Naturheilverfahren, Marburg
31 Daunderer M (1992): Handbuch der Amalgamentgiftung. Ecomed, München
32 Thompson CM et al. (1988): Regional trace-element studies in Alzheimer's disease. *Neurotoxicology;* 9(1): 1-8
33 Wenstrup et al. (1990): Trace element imbalances in isolated subcellular fractions of Alzheimer's disease Brains. *Brain Research;* 533: 125-31
34 Duhr E et al. (1991): Hg^{2+} induces GTP-tubulin interactions in rat brain similar to those observed in Alzheimer's Disease. *FASEB J;* 5:A456 Abst 493
35 Haley B (1998): Results from the Boyd Haley Laboratory Relating the toxic effects of Mercury to exacerbation of the Medical Condition classified as Alzheimer's Disease. http://www.asomat.com/mercury/Boyd-Haley-recent-results-from-lab.htm
36 Hock C, Drasch G, Golombowski S, Muller-Spahn F et al. (1998): Increases blood mercury levels in patients with Alzheimer's disease. *J Neural Transm;* 105(1): S. 59–68
37 Craelius W (1978): Comparative epidemiology of multiple sclerosis and dental caries. *J Epidemiol Comm Health;* 32:155-65
38 Ingalls TH (1983): Epidemiology, etiology and prevention of multiple sclerosis. Hypothesis and facts. *Am J Forens Med Pathol;* 4: 55–61
39 Ahlrot-Westerlund B (1989): Mercury in cerebrospinal fluid in MS. *Swed J Biol Med;* 1: 6–7
40 Selected health symptom analysis of 1569 Patients who eliminated mercury-containing dental fillings. *Bio-Probe-Newsletter;* 1993: 9 (2): 8
41 Silberlud RL (1992): A comparison of mental health of multiple sclerosis patients with silver/mercury dental fillings and those with fillings removed. *Psychol Reports;* 70: 1139–1151.
42 Silberlud RL, Kienholz E (1994): Evidence that mercury from silver dental fillings may be an etiological factor in MS. *Sci Tot Environ;* 142:191–205
43 Khare SS et al. (1990): Trace element imbalances in amyotrophic lateral sclerosis. *Neurotoxicol;* 11: 521–31
44 Rhede O, Pleva J (1994): Recov. from amyothrophic lateral sclerosis and from allergy after removal of dental amalgam fillings. *Int J Risk Safety Med;* 4: 229–236
45 Leong CCW, Syed NI, Lorscheider FL (2001): Retrograd degeneration of neurite membran structural integrity of nerve growth cones following in vitro exposure to mercury. *Neuroreport;* 12 (4): 733–7
46 Dexter et al. (1994): Increased levels of lipid hydroxyperoxides in the parkinson subtantia nigra: an HPLC and ESR study. *Movement Disorders;* 9(1):92–7
47 Jenner P et al. (1992): Oxidative stress as a cause of nigral cell death in Parkinson's disease and incidental Lewy body disease. *Ann Neurol;* 32, Suppl: 82–7
48 Haley B et al. (1991): Mercury from dental „silver“ tooth fillings impairs sheep kidney function. *J Am Physiol;* 30 April: R1010–R1014

49 Salonen JT et al. (1995): Intake of mercury from fish, lipid peroxydation and the risk of myocardial infarction and coronary, cardiovascular, and any death in eastern Finnish men. *Circulation;* 91: 645–655
50 Gerhard I (1993): Unfruchtbarkeit bei Frauen durch Umweltgifte. In: Kruse-Jarres HD (Hrsg.): Prävention, Diagnose und Therapie von Umwelterkrankungen. Kongressband vom 6. Stuttgarter Mineralstoffsymposium. Fellbach: GN-Pharm. 51–68
51 Wiedener CE et al (2001): Characterization of Mercury and Antibiotic-Resistant Bacteria isolatet from oral Cavities of Humans. American Society for Microbiology, 101st Meeting, A-103/23.05.2001
52 Schulte-Uebbing U, Zahn V et al. (1993): Vortrag anlässlich des 3. Kongresses für Geburtsmedizin,Oktober 1993, Berlin
53 Klinghardt D (1996): Vortrag anlässlich des jährlichen Treffens der International and American Academy of Clinical Nutrition in San Diego/CA (USA)
54 Duncan J (1993): Informationsschrift der kalifornischen Umweltbehörde, zitiert in: Klinghardt, Williams, Liebke: Amalgam-Vergiftung – Das Handbuch. American Academy of Neural-Therapy 1997
55 Daunderer M (1994): Handbuch der Umweltgifte. Ecomed, München
56 Ruprecht J (1997): Dimaval (DMPS)/ DMPS-Heyl wissenschaftliche Produktmonographie. 6. Auflage, HEYL GmbH & Co.KG, Berlin
57 Omura Y (1995): Radiation Injury and Mercury Deposits in Internal Organs. *Int J Acupuncture Electro-Therap res;* 20: 133–148 und 195–229
58 Merchant R et al. (1990): Dietary Chlorella pyrenoidosa for Patients with Malignant Glioma. *Phytother Res;* 4 No. 6: 220–230
59 Klinghardt D (1998): Lehrbuch der Psycho-Kinesiologie, 2. Auflage. Bauer Verlag, Freiburg
60 Klinghardt D (1999): Skriptum RD I. Institut für Neurobiologie, Stuttgart
61 Klinghardt D (1994): Vortrag bei der International Acedemy of Oral Medicine and Toxicology, Tucson, Arizona (USA), Februar 1994
62 Hollwich F, Diekhus B (1980): The effect of natural and artificial light via the eye on the hormonal and metabolic balance of animal and man. *Ophthalmol;* 180: 188–97
63 Kime Z (1989): Sonnenlicht und Gesundheit. Waldthausen, Weil der Stadt
64 GZM Praxis und Wissenschaft 1 (2000). Verlag für ganzheitliche Medizin Dr. Erich Wühr GmbH, Kötzing
65 Burger CG (1985): Die Rohkosttherapie. Heyne, München
66 Klinghardt D (1999): Morphium in der Pizza. *Hier & Jetzt;* Heft 3/99, Inst. f. Neurobiologie, Stuttgart
67 Shattock P et al. (1991): Role of neuropeptides in autism and their relationship with classical neurotransmitters. *Brain Dysfunction;* 3: 328–345
68 Braune S et al. (1998): Resting blood pressure increase during exposure to a radio-frequency electromagnetic field. *Lancet;* 351, 20.6.98, 1857–1858
69 von Klitzing L (1998): Vortrag auf einer Bürgerinformationsveranst. der Gem. Murg bzgl. der Schädlichkeit von Mobilfunksendern in Wohngebieten.
70 Szèkely, EB (1977): Das Friedensevangelium der Essener. Buch 1, Vlg. Bruno-Martin, Südergellersen
71 Skriver, CA (1988): Die Lebensweise Jesu und der ersten Christen. 2. Auflage. Druck und Verlagsgesellschaft, Husum
72 Ouseley GJ (1974): Das Evangelium des vollkommenen Lebens. Aus dem aramäischen Urtext ins Englische übersetzt. 5 Auflage, Humata-Verlag Harold S. Blume, Bern
73 Seidler A et al. (1996): Possible environmental, occupational and other etiologic factors for Parkinson's disease. A case control study in Germany. *Neurology;* 46: 1275–1284

74 Echeverria D, Aposhian HV et al. (1998): Neurobehavioral effects from exposure to dental amalgam Hg^0: new distinctions between recent exposure and Hg body burden. *FASEB J;* 12(11): 971–80
75 Klinghardt D (1999): Algenpräparat hilfreich bei Amalgamausleitung. *Erfahrungsheilk;* 48, Heft 7
76 Huggins HA, Levy TE (1998): Cerebrospinal fluid protein changes in multiple sclerosis after dental amalgam removal. *Alternive Med Rev;* 3(4): 295–300
77 Evers J: Warum Evers-Diät? 12000 Heilungen von MS. Haug, Heidelberg
78 Bundesinstitut f. Arzneimittel u. Medizinalprodukte (2001): *Bundesgesundheitsblatt;* 44: 498–503
79 Drasch G et al. (2001):The Mt. Diwata study on the Philippines 1999 – assessing mercury intoxication of the population by small scale gold mining. *Sci Total Environ;* 267 (1–3): 151–68
80 Bruker MO: Ernährungsbehandlung bei Magen-, Darm-, Leber-, Galle- und Bauchspeicheldrüsenerkrankungen. emu-Verlag, Lahnstein
81 Kime ZK (1989): Sonnenlicht und Gesundheit. Waldthausen Verlag, Weil der Stadt; S.75–114.
84 Ornish D et al. (1998): Intensive Lifestyle Changes for Reversal of Coronary Heart Disease. *J Amer med Ass;* 16, Vol 280, No. 23, S 2001–2007
85 Ornish D (1998): Avoiding Revascularisation with Lifestyle Changes: The Multicenter Lifestyle Demonstration Projekt. *Am J Cardiol;* 82: S 72T–76T.
86 Ornish D (1993): Revolution in der Herztherapie. Kreuz, München
87 Ornish D et al. (1990): Can lifestyle changes reverse coronary heart disease? *Lancet;* 336: 129–133.
88 Arizona Cancer Center Tucson (USA) (1996): *J Amer med Ass;* 276: S 1984
89 *Express;* London 16.10.1999

Empfohlene Literatur

Amalgam

Abriel, W.: Amalgam in aller Munde. Haug-Verlag, Heidelberg
Altmann-Brewe, J.: Zeitbombe Amalgam. G. Fischer, Stuttgart 1998
Benedde, A.: Amalgam – Vorsicht Gift. Zenit Verlag, München 2001
Daunderer, M.: Amalgam. Ecomed, Landsberg 2000
Friberg: Status Quo and Perspectives of Amalgam and other Dental Materials. Stuttgart, 1995
Hamre, H.J.: Amalgam. Hippokrates, Stuttgart 1997
Heidemann, D.: Amalgamfreie Füllungstherapie. Urban & Fischer, München, 2001
Hofmann, U.: Krank durch Amalgam – und was dann? Institut für Naturheilkunde, Marburg 1996
Klinghardt, D.: Schwermetalle und ihre Wirkung auf die Gesundheit. Video, Vortrag an der ETH Zürich vom 14.05.1998, 160 Min. Paracelsus-Apotheke, Einsiedeln 1998
Klinghardt, D.: Vortragsskript Schwermetallausleitung. Institut für Neurobiologie, Stuttgart 1996 (Adresse s. Bezugsquellen)
o.V.: Dental Amalgam. EU-Ad-Hoc Working Group, Brüssel, 1997

Psychokinesiologie, Regulationsdiagnostik und systemische Familientherapie nach Hellinger

Bradshaw, J.: Familiengeheimnisse. Goldmann Taschenbuchverlag, München 1999
Döring-Meijer, H.: Die entdeckte Wirklichkeit. Jungfermannsche Verlagsbuchh., Paderborn 2000
Klinghardt, D.: Ganzheitliche Gesundheit mit Hilfe der Psychokinesiologie. Festvortrag vom 29.04.1997

Klinghardt, D.: Lehrbuch der Psycho-Kinesiologie. Bauer Verlag, Freiburg 2001
Klinghardt, D.: Lehrvideo Psychokinesiologie 1 und Psychokinesiologie 2. Bauer-Verlag, Freiburg
Klinghardt, D.: Lehrvideo Einführung in die Regulationsdiagnostik. Institut für Neurobiologie, Stuttgart 2001
Klinghardt, D.: Regulationsdiagnostik, Skript I, I-B und II. Institut für Neurobiologie, ebd.
Klinghardt, D.: Video Tumordiagnose mit Hilfe der RD-Testung. Institut für Neurobiologie, ebd.
Schäfer, Th.: Was die Seele krank macht und was sie heilt, Knaur-Verlag, München 2000
Weber, G.: Zweierlei Glück. C.Auer Verlag, Heidelberg 2001

Chlorella pyrenoidosa, Süßwasseralgen

Klinghardt, D.: Algenpräparat hilfreich bei Amalgamausleitung. Erfahrungsheilkunde, Band 48, Heft 7, Haug-Verlag, Heidelberg
Liebke, F.: Algen, die Super-Heilkraft für Körper und Geist. Gräfe und Unzer Verlag, München 1998
Steenblock. D.: Süßwasseralgen, die medizinische Alge der Natur. Idons-Verlag

Ernährungstherapie

Bircher. R.: Geheimarchiv der Ernährungslehre. Bircher-Benner-Verlag, Bad Homburg
Bircher. R.: Wer an einen Stern gebunden ist... Entfaltung zu erfülltem Leben. ebd.
Bircher-Benner, M.: Mein Testament. Vom Werden des neuen Arztes. ebd.
Bircher-Benner, M.: Ordnungsgesetze des Lebens als Wegweiser zur echten Gesundheit. ebd.
Bruker. M.O.: Biologischer Ratgeber für Mutter und Kind. emu-Verlag, Lahnstein
Bruker. M.O.: Ernährungsbehandlung bei Magen-, Darm-, Leber-, Galle- und Bauchspeicheldrüsenerkrankungen. ebd.
Bruker. M.O.: Fasten, aber richtig. ebd.
Bruker. M.O.: Krank durch Zucker. Gesammelte Forschungsergebnisse. Helfer-Verlag E. Schwabe, Bad Homburg
Bruker. M.O.: Lebensbedingte Krankheiten. emu-Verlag, Lahnstein
Bruker. M.O.: Unsere Nahrung, unser Schicksal. ebd.
Burger, G.C.: Die Rohkosttherapie. Heyne, München
Cleave, T.L.: Krank durch Zucker und Mehl. bioverlag gesundleben, Hopferau
Diamond, H.u.M.: Fit fürs Leben. Waldthausen Verlag, Weil der Stadt
Evers, J.: Warum Evers-Diät? 12000 Heilungen von MS. Haug-Verlag, Heidelberg
Haller. A.v.: Die Küche unterm Mikroskop. Econ-Verlag, Düsseldorf
Haller. A.v.: Gefährdete Menschheit. Hippokrates, Stuttgart
Hoffmann, M.: Lebensmittelqualität – Neue Erkenntnisse zu aktuellen Fragen. SÖL-Sonderausgabe Nr. 62, Stiftung Ökologie und Landbau, Bad Dürckheim.
Kenton, L.u.S.: Kraftquelle Rohkost. Heyne, München 1995
Liebke, F.: MSM – eine Super-Substanz der Natur. VAK-Verlag, Kirchzarten 2001
Mindell, E.L.: The MSM-Miracle. Enhance your health with organic sulfur. Keats Publisihing Inc., Connecticut, USA 1997
Ornish, D.: Revolution in der Herztherapie. Kreuz-Verlag, Stuttgart
Schnitzer, J.G.: Intensivkost und Normalkost. Schnitzer-Verlag, St. Georgen
Wolfe, D.: Die Sonnen-Diät. Goldmann, München

Lichttherapie

Brandmayer, E./Köhler, B.: Licht schenkt Leben. Fit fürs Leben-Verlag, Weil der Stadt

Kime, Z.: Sonnenlicht und Gesundheit. Waldthausen Verlag, Weil der Stadt

Libermann, J.: Die heilende Kraft des Lichts. Scherz-Verlag, München

Biophotonen

Popp, F.A.: Biologie des Lichts. Grundlagen der ultraschwachen Zellstrahlung. Paul Parey-Verlag, Berlin/Hamburg

Popp, F.A.: Neue Horizonte in der Medizin. Haug-Verlag, Heidelberg

Enzyme

Spiller, W.: Lebensaktive Enzyme. Fit fürs Leben-Verlag, Weil der Stadt

Fasten

Bragg, P./Bragg, P.C: Wunder des Fastens. Fit fürs Leben-Verlag, Weil der Stadt

Bruker, M.O.: Fasten, aber richtig. emu-Verlag, Lahnstein

Lejeune,R.: Fasten als Heilung und Feier. Parvis-Verlag, Hautville

Lützner: Wie neugeboren durch Fasten. Gräfe und Unzer Verlag, München

Impfen

Buchwald, G.: Impfen, das Geschäft mit der Angst. Droemer Knaur, München

Cournoyer, C.: Impfschutz für Kinder? Risiken und Alternativen. Fit fürs Leben-Verlag, Weil der Stadt

Graf, Fr.P.: Die Impfentscheidungen. Sprangsrade-Verlag, Ascheberg

Graf, Fr.P.: Nicht impfen – was dann? ebd.

Kontaktadressen und Bezugsquellen

Therapeutenliste

Eine ständig aktualisierte Therapeutenliste, mit von Dr. Klinghardt ausgebildeten und geprüften Therapeuten ist über das Institut für Neurobiologie (Adresse siehe Bezugsquellen) zu erhalten.

Bezugsquellen

Chlorella-Algen, Korianderkraut- und Bärlauchextrakte, Ziegenmolke, Nahrungsergänzungsmittel

▷ Institut für Neurobiologie nach Dr. Klinghardt GmbH, Magirusstr. 21 b, 70469 Stuttgart. Tel. 0711/80608711, Fax 0711/80608713,
E-mail: bestell@ink-neuro-biologie.de.
http//www.ink-neuro-biologie.de

▷ Dr. Teeuwen Licht & Gesundheit, Maierhofweg 5, 79252 Stegen-Eschbach. Tel. und Fax 07661/989303
E-mail: dr.teeuwen@t-online.de

▷ Heidelberger Chlorella Distribution GmbH, Fabrikstr. 28, 69126 Heidelberg. Tel. 06221/307414, Fax 06221/307412

Vollspektrumlampen/Gesundes Licht

▷ Dr. Teeuwen. Adresse s.o.

▷ Weitere Adressen über den Leserservice des Verlags.

Tübinger Zahncreme

▷ WEMA Umweltforschung GmbH, Postfach 2020, 72010 Tübingen. Tel. 0180/5997700, E-mail: wema-gmbh@amalgam-blocker.com

▷ Die Tübinger Amalgam Zahncreme erhalten Sie in ausgesuchten Apotheken, Naturkostläden und Reformhäusern.

Untersuchungslabors nach Orten

▷ Untersuchungslabor Dres. med. Schiwara/ v. Winterfeld / Pfanzelt / Kunz / Köster, Postfach 103531, 28035 Bremen. Tel. 04 21/2 07 20

▷ Institut für Umweltkrankheiten (MELISA-Test), Im Kurpark 1, 34308 Emstal. Tel. 0 56 24/80 61

▷ Heidelberger Chlorella Institut, Fabrikstraße 28, 69126 Heidelberg. Tel. 0 62 21/30 74 14, Fax 0 62 21/30 74 12

▷ Institut für Mikrobiologie/Ökologie, Dr. v. Rusch, Postfach 1580, 55758 Herborn. Tel. 0 27 72/4 10 33

▷ Labor GN Pharm, Schorndorfer Str. 32, 70734 Fellbach, Tel. 07 11/5 75 32 01

▷ Diagnostisches Center (zur Mineralanalyse), Löwensteinstr. 7-9, 97828 Marktheidenfeld-Michelrieth

▷ Immunologische Laboratorien Dres Bender/Bieger, Mittererstr. 3, 80336 München

▷ Immunologisches Labor, Ismaninger Str. 55, 81675 München. Tel. 0 89/47 17 76

▷ metalfree (TOPAS-Test), Grünwalder Str. 10 a, 81547 München. Tel. und Fax 0 89/ 69 37 29 04

▷ Speziallabor B. Olgemüller, Fuerichstr. 70, 81671 München. Tel. 0 89/4 50 91 70

Amalgam-Selbsthilfegruppen

Aktuelle Adressen für ganz *Deutschland*:

▷ Nationale Kontakt- und Informationsstelle für Selbsthilfegruppen (NAKOS), Albrecht-Achilles-Str. 65, 10709 Berlin. Tel. 0 30/8 91 40 19, Fax 0 30/8 93 40 14

Österreich:

▷ Prof.Dr. Thomas Till, Internationale Interessengemeinschaft für Patientenschutz und Zahngesundheitserhaltung, Riemergasse 14, 1010 Wien

Schweiz:

▷ Patientenstelle Basel, Hebelstr. 53, 4051 Basel. Tel. 0 61/2 61 42 41

▷ Verein Amalgamgeschädigter, Uitikonerstr. 9, 8952 Schlieren. Tel. 01/7 30 33 22 www.amalgam-info.ch

▷ Verein Amalgamgeschädigter, Zeughausgasse 51, 8021 Zürich

▷ Eine aktuelle Liste kann über das Supplement zum Buch über den Buchhandel oder direkt beim Fit fürs Leben Leserservice in der NaturaViva Verlags GmbH bestellt werden.

Umweltberatung

▷ Bundesverband für Umweltberatung, Walsroderstr. 12–14, 28215 Bremen

▷ Öko-Institut Freiburg e.V., Postfach 6226, 79038 Freiburg

▷ Institut für Baubiologie und Ökologie Prof. Schneider, Holzham 25, 83115 Neubeuren. Tel. 0 80 35/20 39

▷ Igumed, Bergseestr. 57, 79730 Bad Säckingen. Tel. 0 77 61/913490, Fax 07761/913491

Rechtsanwälte

▷ Auskunft über Anwalt-Suchservice GmbH, Unter den Ulmen 96–98, 50968 Köln. Tel. 02 21/9 37 38 03 od. 01 80/5 25 45 55

▷ Kanzlei Dr. Frank Stebner, Reitling 3, 38228 Salzgitter

▷ Kanzlei W. Krahn-Zembol,
Lüneburgerstr. 36, 21403 Wendisch Evern
Tel. 04132/910391

Informationen über Kurse

Psychokinesiologie und Regulationsdiagnostik

▷ Institut für Neurobiologie (Adresse siehe Bezugsquellen)

▷ Institut für Angewandte Kinesiologie, Eschbachstr. 5, 79199 Kirchzarten.
Tel. 07661/810779,
Fax 07661/8119849

Fastenkurse

▷ Fit fürs Leben-Kolleg, Stendorfer Str. 3, 27718 Ritterhude
Tel. 04292/810779, Fax 04292/819849

Weitere Gesundheitsliteratur und aktuelle Informationen

Kostenlose Information zu weiteren Büchern der fit fürs Leben-Reihe (natürliche Gesundheit, ganzheitliche Medizin, gesunde Ernährung und Umwelt) erhalten Sie beim

▷ Fit fürs Leben-Verlag in der NaturaViva Verlags GmbH,
Postfach 1203, 71256 Weil der Stadt
Tel. 07033/1380816,
Fax 07033/1380817
E-mail: naturaviva@t-online.de

Aktuelle Erkenntnisse zum Thema Ausleitung und Krankheitsentstehung werden in regelmässigen Abständen zu einem Supplement zusammenfasst, das über den Buchhandel oder den Fit fürs Leben Leserservice erhältlich ist.

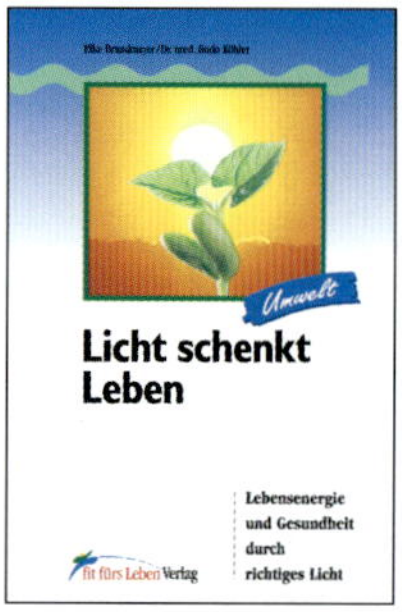

Elke Bandmayer/
Dr. med. Bodo Köhler
Licht schenkt Leben
ISBN 3-89881-503-X

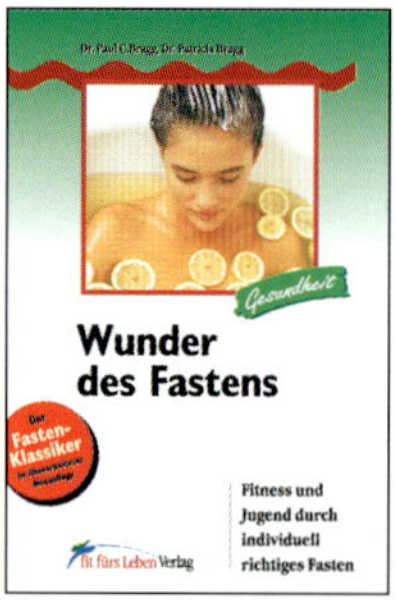

Dr. Paul C. Bragg/
Dr. Patricia Bragg
Wunder des Fastens
ISBN 3-89881-502-1

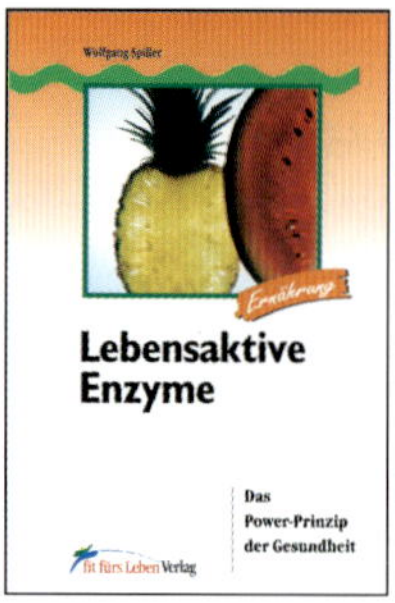

Wolfgang Spiller
Lebensaktive Enzyme
ISBN 3-89881-517-X